MiQ 27/2008

1. Auflage

H. Mauch A. Podbielski M. Herrmann E. Kniehl (Hrsg.)

MiQ

Mikrobiologisch-infektiologische Qualitätsstandards (MiQ)
Qualitätsstandards in der mikrobiologischen-infektiologischen Diagnostik

Im Auftrag der Deutschen Gesellschaft für Hygiene und Mikrobiologie (DGHM)
Expertengremium Mikrobiologisch-infektiologische Qualitätsstandards (MiQ)

ELSEVIER
URBAN & FISCHER

URBAN & FISCHER
München • Jena

MiQ 27 2008

Hochpathogene Erreger – Biologische Kampfstoffe

Teil II

Bakterien: Rotz, Melioidose, Ornithose, Q-Fieber, Hasenpest, Fleckfieber, Pest

Wissenschaftliche Koordination:
Alexander S. Kekulé

Autoren:
Sascha Al Dahouk (Kap. B 2)
Carsten Bartling (Kap. B 1)
Wolfgang Beyer (Kap. B 1)
Gerhard Dobler (Kap. C 2, C 3)
Bernhard Fleischer (Kap. B 8)
Dimitrios Frangoulidis (Kap. B 6)
Ralf M. Hagen (Kap. B 4)
Klaus Henning (Kap. B 6)
Alexander S. Kekulé (Abschnitt A, Kap. B 5, C 5, D 1)
Peter Kimmig (Kap. B 6)
Hermann Meyer (Kap. C 7)
Heinrich Neubauer (Kap. B 1, B 2, B 3, B 4, B 7, B 9)
Albrecht Oehme (Kap. B 5)
Martin Pfeffer (Kap. C 1)
Andreas Podbielski (Kap. D 2)
Alexander Rakin (Kap. B 7, B 9)
Konrad Sachse (Kap. B 5)
Herbert Schmitz (Kap. C 4, C 6)
Wolf D. Splettstoesser (Kap. B 7)
Lisa D. Sprague (Kap. B 3, B 4)
Herbert Tomaso (Kap. B 9)
Christiane Wagner-Wiening (Kap. B 6)
Roman Wölfel (Kap. B 8, C 1)
Pia Zimmermann (Kap. C 7)

ELSEVIER
URBAN & FISCHER

URBAN & FISCHER
München · Jena

Das Loseheftwerk **MiQ, Mikrobiologisch-infektiologische Qualitätsstandards** löst die früher als Loseblattwerk erschienenen „Verfahrensrichtlinien für die mikrobiologische Diagnostik" der DGHM ab.
Da trotz aller Bemühungen der Autoren Fehler, Missverständnisse oder nicht korrekt formulierte Aussagen unvermeidlich sind, bitten wir Sie um **Zusendung Ihrer Kritik und Stellungnahmen an das Sekretariat MiQ-DGHM,** damit Ihre Vorschläge nach Diskussion in der Expertengruppe in eine eventuelle Neuauflage eingearbeitet werden können.

MiQ 27: Hochpathogene Erreger – Biologische Kampfstoffe, Teil II

Autoren:
Sascha Al Dahouk (Kap. B 2)
Carsten Bartling (Kap. B 1)
Wolfgang Beyer (Kap. B 1)
Gerhard Dobler (Kap. C 2, C 3)
Bernhard Fleischer (Kap. B 8)
Dimitrios Frangoulidis (Kap. B 6)
Ralf M. Hagen (Kap. B 4)
Klaus Henning (Kap. B 6)
Alexander S. Kekulé (Abschnitt A, Kap. B 5, C 5, D 1)
Peter Kimmig (Kap. B 6)
Hermann Meyer (Kap. C 7)
Heinrich Neubauer (Kap. B 1, B 2, B 3, B 4, B 7, B 9)
Albrecht Oehme (Kap. B 5)
Martin Pfeffer (Kap. C 1)
Andreas Podbielski (Kap. D 2)
Alexander Rakin (Kap. B 7, B 9)
Konrad Sachse (Kap. B 5)
Herbert Schmitz (Kap. C 4, C 6)
Wolf D. Splettstoesser (Kap. B 7)
Lisa D. Sprague (Kap. B 3, B 4)
Herbert Tomaso (Kap. B 9)
Christiane Wagner-Wiening (Kap. B 6)
Roman Wölfel (Kap. B 8, C 1)
Pia Zimmermann (Kap. C 7)

Sekretariat MiQ – DGHM:
Deutsche Gesellschaft für Hygiene und Mikrobiologie (DGHM)
Institut für Hygiene und Mikrobiologie
der Universität Würzburg
E-Mail: nmaltzahn@hygiene.uni-wuerzburg.de

und/oder

Prof. Dr. med. H. Mauch
Institut für Mikrobiologie und Immunologie
Helios Klinikum Emil von Behring
E-Mail: harald.mauch@helios-kliniken.de

Anschrift des Verlags:
Elsevier GmbH
Urban & Fischer Verlag
Lektorat Medizin
Ursula Jahn, M.A.
Karlstraße 45
80333 München
E-Mail: u.jahn@elsevier.com

Bibliografische Information der Deutschen Nationalbibliothek
Die Deutsche Nationalbibliothek verzeichnet diese Publikation in der Deutschen Nationalbibliografie; detaillierte bibliografische Daten sind im Internet über http://dnb.d-nb.de abrufbar.

04 05 06 07 08 5 4 3 2 1

Planung und Lektorat: Ursula Jahn, M.A., München
Redaktion: Petra Stenger, Penzing
Herstellung: Dietmar Radünz, München
Satz: abavo GmbH, Buchloe
Druck und Bindung: Laupp & Göbel, Nehren
Umschlaggestaltung: SpieszDesign, Neu-Ulm
Ringbücher: Mühlhäusler Plastik- und Papierverarbeitung, Riederich

Printed in Germany
ISBN-13: 978-3-437-22637-3

Aktuelle Informationen finden Sie im Internet unter www.elsevier.de und www.elsevier.com

B Bakterien

MiQ-Heft 26

MiQ-Heft 27

3 Burkholderia mallei (Rotz)

Heinrich Neubauer, Lisa D. Sprague

3.1 Eigenschaften des Erregers

Die Rotzerkrankung des Menschen ist eine durch *Burkholderia mallei* (früher *Pseudomonas mallei*) verursachte, sehr seltene Zoonose. *B. mallei* ist ein 0,2–0,5 mm breites und 1,5–5 µm langes, pleomorphes, unbewegliches, bipolar färbendes Stäbchen mit abgerundeten Enden. In Nährlösungen wird das Auftreten fadenförmiger Gebilde beschrieben, die aus eng miteinander verbundenen Organismen bestehen. *B. mallei* ist gramnegativ, aber häufig sehr unregelmäßig gefärbt. Es werden keine Sporen gebildet. *B. mallei* bildet eine Kapsel aus Exo-Polysaccharid (EPS).

Eine typische Kolonie von B. mallei ist weißlich bis cremefarben. Sie wächst glatt, feucht-zähklebrig und neigt zum Zerfließen. Auffällig ist die ***Heterogenität des Koloniebildes.*** So sind S-, R- und Intermediärtypen beschrieben. Ältere Kolonien sind glänzend gelb oder braun. Im Blutagar ist keine Hämolyse feststellbar.

Die **Tenazität** des Erregers ist ***gering. B. mallei ist empfindlich gegenüber externen Faktoren wie Austrocknung, Sonnenlicht oder Wärme.*** Bakterienhaltiger Eiter oder Exsudate werden i.d.R. innerhalb einiger Tage steril. An dunklen und feuchten Orten kann der Erreger jedoch monatelang überleben.

B. mallei ist empfindlich gegenüber **Desinfektionsmittel** wie 1%iger Hydroxid-, 2%iger Formalin- und 1%iger Kaliumpermanganatlösung. Inaktivierend sollen auch Benzalkoniumchlorid **(1:2000)** und Natriumhypochlorit (500 ppm verfügbares Chlor) wirken. Es fehlen jedoch aktuelle Desinfektionsmittel-Empfindlichkeitsprüfungen, so dass validierte Angaben derzeit nicht vorliegen.

Epidemiologie und Übertragungswege

Burkholderia mallei ist ein ***obligater Parasit der Einhufer, der durch Kontakt übertragen wird.*** Bei Eseln und Maultieren verläuft die Erkrankung akut und führt innerhalb von 4–7 Tagen zum Tod. Bei **Pferden** tritt meist (90%) ein chronischer Krankheitsverlauf auf, dabei scheiden sie den Erreger mit ihren Exsudaten aus und verbreiten so die Krankheit. Viele Tierarten können artifiziell und auch natürlich infiziert werden. In der freien Natur wurde jedoch kein weiterer Wirt gefunden. Heutzutage gilt der Pferderotz in Westeuropa und Nordamerika als ausgerottet. Trotzdem muss der Pferderotz als eine „re-emerging disease“, als wiederkehrende Tierseuche eingeschätzt werden, die von Kriegshandlungen und globalem Pferdehandel profitiert. Endemische Herde wurden für die Staaten der früheren UdSSR, die Türkei, Irak, Iran, die Mongolei, Mexiko, Brasilien und China beschrieben. Gut dokumentierte aktuelle Fälle sind für den Vorderen Orient bestätigt.

Menschen *infizieren sich durch Kontakt mit erkrankten, „rotzigen“ Pferden* (Tab. 12), deren Exsudaten oder Produkten (Fleisch). Das Bakterium dürfte durch kleine Verletzungen wie Riss- oder Schürfwunden aufgenommen werden. Laborinfektionen können aerogen (z.B. Zentrifugenhavarie), inokulativ (z.B. bei Autopsien von Pferden) oder im Umgang mit infizierten Labortieren entstehen. Eine sekundäre Übertragung von Mensch zu Mensch durch Kontaktinfektion wurde in einigen Fällen beschrieben.

Tabelle 12: Übertragungswege von *B. mallei*

Prinzipieller Übertragungsweg	Details des Übertragungsweges	Natürliche Übertragung	Laborübertragung
Kontakt			
	Haut, Bindehaut	✓	✓
	Ingestion	✓	✓
Aerogen			
	Aerosole	knv	✓
	Staub	knv	✓
Inokulation			
	Vektoren	knv	knv
	Verletzung	✓	✓
	Iatrogen	∅	p

Interindividueller Übertragungsweg	Art der Übertragung	Natürliches Vorkommen dieser Übertragung
Mensch zu Mensch		
	Kontakt	✓
	aerogen	knv
Tier zu Mensch		
	Kontakt	✓
	aerogen	knv

✓(kommt vor); knv (kommt nicht vor); p (plausibel, aber bisher nicht beschrieben); ∅ (entfällt)

3.2 Krankheitsbild, Therapie und Prophylaxe

Bei der **akuten** Rotzerkrankung handelt es sich um eine ***Allgemeininfektion mit Symptomen einer bakteriellen Sepsis und einer Inkubationszeit von 1–7 Tagen.*** Während des Prodromalstadiums treten Appetitlosigkeit, manchmal Fieber, Schüttelfrost, Übelkeit auf sowie Schmerzen in den Gelenken, den Muskeln, im Kopf, im Brustkorb, in Beinen und Armen. ***Zu Beginn des symptomatischen Infektionsstadiums zeigen ca. 80% der Patienten deutliche Lungensymptome.***

Nach dem ***plötzlichen Einsetzen heftiger Schmerzen und Fieber*** breiten sich die Bakterien hämatogen systemisch aus. Im fortgeschrittenen Krankheitsstadium bilden sich vor allem ***subkutan und in den Muskeln Granulationsgeschwüre und Abszesse.*** Prämortal tritt ein Pustelausschlag mit Ekchymosen und Knötchen auf. Die dabei entstehenden, pinkfarbigen Papeln entwickeln sich zu Pusteln und Geschwüren. Der Patient befindet sich i.d.R. in einem allgemeinen Erschöpfungszustand. Unbehandelt tritt der Tod innerhalb von 6–32 Tagen ein. Die **pulmonale** Rotzerkrankung wird als Sonderform betrachtet. **Lokale** Infektionen, ohne allgemeine Ausbreitung der Erkrankung, wurden ebenfalls beschrieben.

Bei der **chronischen** Rotzerkrankung werden zuerst wenig typische Symptome festgestellt, später jedoch manifestiert sich die Erkrankung in einer ***Vielzahl von Läsionen. Sie kann jederzeit, sogar noch nach 15 Jahren, exazerbieren*** und akut werden.

Die Klinik der Rotzerkrankung ist nur unscharf definiert, weil ***in den letzten Jahrzehnten nur ein Laborunfall in der Literatur beschrieben*** wurde. Der klinische Verlauf entsprach jedoch auffallend den in der ersten Hälfte des 20. Jahrhunderts dokumentierten Fällen.

Das Auftreten mehrerer der o.g. Symptome in Verbindung mit der Exposition sollte zum Verdacht auf eine aerogene Rotzinfektion führen. Übelkeit, Schwindelgefühle, Rückenschmerzen, Schüttelfrost, Sehstörungen und Schmerzen beim Atmen sind typisch für den Beginn der Erkrankung. Auch Ermüdung und Dehydratation werden initial beobachtet sowie gelegentlich Fieber mit ungleichmäßiger Lymphadenopathie. In einigen Fällen zeigen sich Tränenfluss und Photophobie. Respiratorische Symptome wie Brustschmerzen, Husten mit schleimig-eitrigen Exsudaten sind feststellbar. Auch treten starke Kopfschmerzen und Schüttelfrost auf. Bei akuten Fällen steigt das Fieber und es kann zum Erbrechen sowie gelegentlich zu Karpopedalspasmen kommen. Kopfschmerzen, Unwohlsein und Fieber bleiben über längere Zeit bestehen. Langanhaltende Leukopenie und relative Lymphozytose sind häufige Laborbefunde. Lungenabszesse können manchmal zu Beginn der Erkrankung röntgenologisch nachgewiesen werden.

Die Mortalität und der Krankheitsverlauf hängen von der Virulenz des Agens ab. ***Nach Aufnahme von Aerosolen kommt es zu einem raschen Krankheitsbeginn und schwerem Krankheitsverlauf.***

Als **Differenzialdiagnose** kommen in Frage:

- Fiebrige, akute Form: Pest, Brucellose, Q-Fieber, Influenza, Malaria, Typhus, entzündlicher Rheumatismus.
- Pustelausschlag: Anthrax, Pocken, Varizellen, Erythema nodosum.
- Chronische Rotzerkrankung: Melioidose, Syphilis, Leishmaniose, Tuberkulose, Tularämie.

Aufgrund der Seltenheit der Erkrankung und der nahen Verwandtschaft von *B. mallei* zu *B. pseudomallei* wird für die **Therapie** und postexponenzielle Prophylaxe eine Vorgehensweise wie bei Melioidose vorgeschlagen. Auf die Erstellung eines Antibiogramms darf nicht verzichtet werden, auch wenn rezente Isolate aus natürlichen tierischen Infektionsgeschehen als wenig resistent anzusehen sind.

Personen mit klinischem Verdacht auf Pneumonie sind zu isolieren und im Barriereregime zu behandeln. Zusätzliche supportive Therapie kann bei fulminantem Verlauf oder in der Endphase eines zunächst unerkannten chronischen Verlaufs nötig werden. Die Behandlung bindet erhebliche intensivmedizinische Kapazitäten.

Die **Antibiotikatherapie** besteht bis zur Normalisierung der Entzündungsparameter bzw. 3 Tage nach Entfieberung aus der ***Gabe von Ceftazidim i.v. (120 mg/kg/Tag). Anschließend erfolgt eine orale Behandlung für 20 Wochen mit einer Kombination von Chloramphenicol (40 mg/kg/Tag), Doxycyclin (4 mg/kg/Tag) und Cotrimoxazol (10 mg TMP, 50 mg SMX/kg/Tag) bzw. alternativ: Amoxicillin (60 mg/kg/Tag), Clavulansäure (15 mg/kg/Tag)***.

Bei Kontaktpersonen, die sich mit Exsudaten eines Patienten kontaminiert haben bzw. ohne Schutzkleidung, die Schleimhäute und Haut vollständig bedeckt, mit Patienten in Berührung gekommen sind, ***ist eine dringliche*** **Postexpositionsprophylaxe** ***mit Antibiotika durchzuführen,*** gegen die der inokulierte Stamm empfindlich ist (bei bekanntem Stammmaterial). Diskutiert wird eine mögliche Prophylaxe mit Doxycyclin (100 mg 2 × tgl.) oder Cotrimoxazol (960 mg 2 × tgl.; Kinder < 12 Jahren Sulfamethoxazol 40 mg/kg und Trimethoprim 8 mg/kg oral tgl.) für 7 Tage. Aufgrund der geringen Fallzahlen, für die die aufgeführten Antibiotika verwendet wurden, ist eine allgemeingültige Aussage zu einer optimalen Applikation von Antibiotika zur Prophylaxe jedoch zurzeit nicht möglich.

Impfstoffe ***stehen weder für Tier noch Mensch zur Verfügung.*** Die Infektion hinterlässt keine natürliche Immunität.

3.3 Risikobewertung und Besonderheiten als BT-Agens

B. mallei ist in die **Risikogruppe 3** gemäß BioStoffV eingestuft. Beim Umgang mit diesen Erregern sind die entsprechenden Schutzmaßnahmen einzuhalten (s. Kap. A 3.1). Sofern sich im Rahmen der unter Bedingungen der Schutzstufe 2 durchgeführten Routinediagnostik ein Verdacht auf *B. mallei* ergibt, ist die Arbeit unter Bedingungen der Schutzstufe 3 fortzusetzen oder das Material an ein spezialisiertes Labor weiterzuleiten.

Bei der Probengewinnung ist das Personal einem Infektionsrisiko durch Stäube, Aerosole und durch Verletzungen mit kontaminiertem Material ausgesetzt. Dieses Risiko wird durch Schutzmaßnahmen (Handschuhe, Atemschutzmasken der Schutzstufe FFP3 SL, Schutzbrillen etc.) und vorsichtigen Umgang mit scharfen oder spitzen kontaminierten Gegenständen minimiert.

Leichen sind als infektiös zu betrachten. Sektionen und Probenentnahmen sollen daher nur entsprechend erfahrene Pathologen, unter geeigneten Bedingungen, vornehmen.

Rotz muss als eine „re-emerging disease" mit einer nicht zu unterschätzenden Prävalenz in Asien und Südamerika eingestuft werden. Die Verfügbarkeit des Erregers für **biologische Anschläge** kann also vorausgesetzt werden. Im Ersten Weltkrieg setzte Deutschland *B. mallei* an der Ostfront ein, um durch Rotzfälle bei Pferden und Maultieren die russischen Truppenbewegungen zu erschweren [67]. Im Zweiten Weltkrieg setzte Japan den Erreger gegen China ein [68].

B. mallei wurde von den CDC in die Kategorie B der BT-Agenzien eingestuft. ***Der Erreger ist durch hohe Infektiosität im Aerosol und durch das hohe Maß an Handlungsunfähigkeit des Patienten gekennzeichnet.*** Die Übertragung von Mensch zu Mensch und die Etablierung eines natürlichen Reservoirs sind nach einer vorsätzlichen Ausbringung kaum zu erwarten, d.h. der Einsatz als B-Agens erscheint für einen potenziellen Aggressor kalkulierbar.

Meldepflicht

Der Erreger *B. mallei* und die durch ihn hervorgerufene Zoonose des **Menschen** stehen nicht auf der Liste der meldepflichtigen Krankheiten (§ 6 Abs.1 Nr.1 IfSG). Nach Auffassung der Autoren handelt es sich bei der Rotzerkrankung des Menschen jedoch um eine „bedrohliche Krankheit" im Sinne von § 6 Abs.1 Nr.5a IfSG, so dass eine Meldung dringend empfohlen wird.

Bei **Tieren** besteht gem. § 9 TierSG Anzeigepflicht bei Krankheitsverdacht oder -ausbruch sowie bei Erregernachweis.

Bei Verdacht auf Rotz als **Berufskrankheit** (z.B. Pferdewirte) muss jeder Arzt oder Zahnarzt diese gemäß § 202 SGB VII i.v.m. Anlage 1 der BKV auch dem Träger der Unfallversicherung oder der zuständigen Stelle des medizinischen Arbeitsschutzes unverzüglich anzeigen.

3.4 Probengewinnung und Transport

Das für Untersuchungen auf *Burkholderia mallei* geeignete **Patientenmaterial** sowie der optimale Transport und die am ehesten in Frage kommenden Untersuchungsmethoden sind in Tabelle 13 aufgeführt.

Tabelle 13: Für die Diagnostik auf *B. mallei* geeignete Materialien und Methoden

Material	Menge und Gefäß	Geeignete Untersuchungen
Abstriche (Schleimhaut, Haut)	Steriler Tupfer in 1 ml physiolog. Kochsalzlösung, steriles Röhrchen	AG, PCR, Kultur
Biopsiematerial (post mortem: Geschwüre, Leber, Milz, Herzblut, Lunge)	In 1 ml physiolog. Kochsalzlösung, steriles Röhrchen	AG, PCR, Kultur
Blut	10 ml Nativblut, beimpfte Blutkulturflaschen	AG, PCR, Kultur
Sputum, Bronchiallavage	2–10 ml, steriles Röhrchen	AG, PCR, Kultur
Liquor	Mindestens 1 ml, steriles Röhrchen	PCR
Serum	10 ml, steriles Serumröhrchen	Sero, PCR
Stuhl	2 g, Stuhlgefäß	PCR, Kultur

AG = Antigennachweis, nur durch validierte In-house-Teste möglich; Sero = serologische Untersuchung; PCR = Polymerase-Kettenreaktion; Kultur = kulturelle Anzucht

Als **Umweltproben** kommen insbesondere folgende Materialien in Frage: Erdproben und organische Materialien, Abklatsch und Spülungen von kontaminierten Oberflächen oder Luftfilteranlagen sowie Pulver und staubförmige Materialien. Nach Ausbringung des Erregers durch einen Aggressor sind insbesondere von Stäuben oder von Aerosolen kontaminierte Proben zu erwarten.

Der **Probentransport** sollte möglichst rasch und gekühlt (nicht gefroren) erfolgen.

Medizinisches Untersuchungsmaterial ***von Menschen und Tieren ist als „Biologische Probe, Kategorie B" (UN 3373) zu transportieren*** (s. Kap. A 5.3). Gleiches gilt für natürliche Umweltproben wie Boden und Wasser.

Für angereicherte **Kulturen** und **Proben mit bioterroristischem Hintergrund** gilt die Kategorie A „Ansteckungsgefährlicher Stoff, gefährlich für Menschen" (UN 2814). Diese Proben sollten dem untersuchenden Labor vorab angekündigt werden.

3.5 Labordiagnostik

3.5.1 Mikroskopischer Nachweis

Lichtmikroskopie

Von Organ- bzw. Blutproben werden Ausstrich- und/oder Abklatsch-Präparate gefertigt. Kulturen werden direkt auf Objektträger ausgestrichen. Die Fixierung erfolgt mittels 10% Formalin für 2 h. Suspensionen von Pulverproben werden in 10%iger Formaldehydlösung hergestellt und ebenfalls 2 h fixiert.

Als orientierende Färbungen kommen die Loeffler'sche Methylenblau- oder die Gram-Färbung in Betracht, wobei sich *B. mallei* als 0,2–0,5 μm breites und 1,5–5 μm langes, ***pleomorphes, unbewegliches, bipolar färbendes Stäbchen*** mit abgerundeten Enden darstellt.

Bakterien aus verdächtigen Kolonien werden mikroskopisch auf ***Beweglichkeit*** (*B. mallei* ist unbeweglich) untersucht, wobei dazu ein Hohlschliffobjektträger benutzt werden muss, in dem der „Hängende Tropfen" mittels Industriekleber und Deckglas versiegelt werden muss.

Immunfluoreszenz

Die Immunfluoreszenz-Mikroskopie wird mit ***sehr guter Sensitivität und Spezifität*** dazu verwendet, *B. pseudomallei* in Sputumproben von Melioidose-Patienten nachzuweisen. Analog sollte dies auch für Proben von Rotzpatienten möglich sein. Direkte oder indirekte Fluoreszenzmikroskopie (Gegenfärbung mit Evans-Blue) mittels eines monoklonalen anti-LPS-Antikörpers zeigt leuchtend grün gefärbte Stäbchen. Da LPS-deletierte, apathogene Mutanten während der Anzucht regelmäßig entstehen, ist dieser Test bei negativem Ausfall jedoch als nicht beweisend für die Abwesenheit von *B. mallei* zu werten. *B. mallei*-Hyperimmunseren sind regelmäßig kreuzreagierend mit *B. pseudomallei* und deshalb nur als orientierende Hilfe zu betrachten.

3.5.2 Kultureller Nachweis

Die Anzucht ist bei 37 °C auf vielen Nährmedien möglich und lässt sich durch den Zusatz von 3–4% Glycerol und Einstellung auf pH 6,8 optimieren. *B. mallei* wächst i.d.R. gut, aber langsam. Kolonien sind auf Agarplatten innerhalb von 48 h sichtbar. Selektivmedien stehen nicht zur Verfügung. ***Erfahrungsgemäß wird B. mallei von der Begleitflora schon bei geringsten Kontaminationen überwuchert.*** Die Bakterien wachsen i.d.R. (> 90% der isolierten Stämme) nicht auf *Salmonella-Shigella-*, Cetrimid-, MacConkey-, Natriumacid- und Desoxycholat-Citrat-Agar. Ebenfalls sind die für die Isolierung von *B. pseudomallei* entwickelten Selektivmedien nicht zu verwenden, weil *B. mallei*-Stämme auf diesen Medien nicht anwachsen.

Kolonien von *B. mallei* zeigen keine spezifische Morphologie. ***Auffällig ist*** jedoch ***die Vielzahl der unterschiedlichen Koloniemorphologie-Typen,*** die bei der Erstanzucht beobachtet werden können und so regelmäßig ***das Vorliegen von Mischkulturen vortäuschen.***

Für die Spezies-Differenzierung von *Burkholderia mallei* und *B. pseudomallei* sollten verschiedene einfache Nachweise der Stoffwechselaktivität herangezogen werden. So ist *B. mallei* negativ u.a. für D-Ribose, L-Lysin, L-Isoleucin, Erythritol, Isobutyrat und Valerat. Darüber hinaus sind alle *B. mallei*-Isolate unbeweglich. Pathogene Stämme können mittels eines spezifischen, käuflichen anti-LPS-Antikörpers (mAk

3D11) eindeutig identifiziert werden. Durch Subkultivierung kann die Fähigkeit, LPS zu bilden, verloren gehen.

Antibiotika-Resistenztestung

Die Antibiotika-Resistenztestung mittels Agardiffusionstest nach DIN 58940 wird auf Müller-Hinton-Agarplatten mit zumindest folgenden Antibiotika durchgeführt: Ampicillin, Penicillin G, Gentamicin, Streptomycin, Ciprofloxacin, Chloramphenicol, Ceftazidim, Doxycyclin, Trimethoprim/Sulfamethoxazol (Cotrimoxazol) und Amoxicillin/Clavulansäure. Die Bebrütung erfolgt auf Müller-Hinton-Agar aerob bei 37 °C für 24 h. ***B. mallei*-Stämme erwiesen sich** im Vergleich zu anderen klinisch relevanten Spezies wie z.B. *B. pseudomallei*, *B. cepacia* oder *B. multivorans*, ***noch als sensibel für viele Antibiotika.*** Die Durchführung von Etests® oder die Mikrodilutionsmethode zur Bestimmung der MHK liefern direkt in die Therapie umsetzbare Messwerte.

Der **Tierversuch** ist nach Versagen aller anderen diagnostischen Möglichkeiten bei weiterhin begründetem Verdacht immer durchzuführen, wobei pro Probe mindestens 5 Meerschweinchen zu infizieren sind. Beschrieben ist auch die Vorgehensweise für Hamster, da diese als besonders empfindlich für Rotz gelten [69]. Der Tierversuch darf nur in spezialisierten Laboren von entsprechend erfahrenem Personal durchgeführt werden. Positivkontrollen, d.h. mit Erreger versetzte Probenmatrix und Negativkontrollen, d.h. mit Hitze inaktivierte Probenmatrix, sind mitzuführen.

3.5.3 Antigennachweis

Capture-ELISA-Systeme wurden entwickelt, die das für *B. mallei* und *B. pseudomallei* spezifische Exo-Polysaccharid-Antigen (EPS) aus Reinkulturen und Proben direkt nachweisen können. Da LPS- und EPS-deletierte Mutanten während der Anzucht regelmäßig entstehen, sind diese Tests jedoch als nicht beweisend zu werten. Zudem sind sie kommerziell noch nicht verfügbar. Sie bleiben somit Speziallaboren vorbehalten.

3.5.4 Nukleinsäurenachweis

Auf der Basis von Insertionen im *fli*P-Gen von *B. mallei* konnten spezifische konventionelle PCR und Echtzeit-PCR-Assays mit niedrigem Detektionslimit entwickelt und bei natürlichen equinen Rotzausbrüchen evaluiert werden. Weitere spezifische Echtzeit-PCR-Assays sind beschrieben, die jedoch ***nicht an klinischen Fällen evaluiert*** wurden. Differenzierende PCRs, die sich die Reduzierung von Gensequenzen in Vergleich zu *B. pseudomallei* zunutze machen und somit nichtspezifische *B. mallei*-Targets detektieren, erwiesen sich als zu unspezifisch oder hatten sehr hohe Nachweisgrenzen, sodass sie für die Untersuchung von klinischen Proben (geringe Erregerzahl im Gewebe) oder Umweltproben (Kontaminationen mit anderen *Burkholderia*-Arten) nicht zu empfehlen sind. Charakterisierung von Isolaten kann mittels „Multi Locus Sequence Typing" (MLST), Ribotypisierung oder Restriktions-Fragmentlängen-Polymorphismus-Analyse mittels Pulsfeldgelelektrophorese (RFLP) durchgeführt werden.

3.5.5 Serologie

Der Nachweis spezifischer Antikörper ist meist erst in einer späteren Phase der Erkrankung möglich und daher ***für die Akutdiagnostik von geringer Relevanz.*** Die Serologie für die Anwendung am Menschen ist nicht etabliert. Die in der Tiermedizin üblichen Agglutinations- und Komplementbindungsteste sollten aufgrund mangelnder Validierung und geringer Spezifität nicht zur Diagnostik beim Menschen herangezogen werden.

3.5.6 Sonstige Verfahren

Die subkutane und intrakutane Anwendung von Mallein (**Mallein-Test**) wurde zur Diagnose von Rotz beim Menschen eingesetzt. Die Reaktion beruht auf einer Überempfindlichkeit gegenüber bestimmten Toxinen von *B. mallei* und kann mit der Reaktion auf Tuberkulin verglichen werden. Eine verträgliche Methode scheint dabei die Injektion von 100 µl im Handel erhältlichem Mallein oder Mallein-PPD (*mallein purified protein derivative*, z.B. Mallein-PPD, TNO, Lelystadt, Niederlande) in einer Verdünnung von 1:10.000 in die Haut des Unterarms zu sein. Innerhalb von 18–24 h tritt eine positive Reaktion auf und es entsteht ein Erythem (10–20 mm), das ohne systemische Reaktionen mindestens 48 h anhält. Bei nicht infizierten Menschen treten kaum Hautreaktionen, höchstens eine nicht signifikante Schwellung (3–7 mm) auf. Ein positiver Mallein-Test wird durch die Entwicklung von KBR-Antikörpern 4–6 Wochen nach der Inokulation begleitet. Er kann negativ bleiben, wenn frühzeitig Antibiotika gegeben werden. Der Mallein-Test ist nicht spezifisch für durch *B. mallei* hervorgerufene Infektionen. Es werden auch Infektionen mit *B. pseudomallei* nachgewiesen. Die Verwendung eines allergenfreien Malleins oder Mallein-PPDs wird empfohlen, um eine Sensibilisierung der Patienten zu vermeiden. Wegen der starken unerwünschten Wirkungen und des Fehlens eines für den Menschen zugelassenen Mallein-Präparates ist diese Technik heutzutage ***als obsolet zu erachten.***

Tabelle 14: Übersicht der Nachweisverfahren für *Burkholderia mallei*-Infektionen

Verfahren	Material	Vorteile	Nachteile	Bewertung
Mallein-Test	*in vivo*	Literaturquellen vorhanden	Nicht kommerziell verfügbar; starke, unerwünschte Reaktionen	Veraltete Methode, die nicht mehr in der Diagnostik verwendet werden darf
KBR, Agglutination	Serum	Literaturquellen vorhanden	Nicht kommerziell verfügbar; fragliche Sensitivität und Spezifität	Veraltete Methoden, die nicht mehr in der Diagnostik verwendet werden sollten
ELISA, IFT, Western-Blot	Serum		Keine Daten verfügbar	Techniken nach der Eradikation equinen Rotzes entwickelt
PCR	Bioptate, Abstriche, Mischkulturen	Technik breit etablierbar, Ergebnisse bereits 24 h nach Probennahme	Molekularbiologische Ausrüstung und Erfahrung notwendig; Mitführen von Inhibitions- und Kontaminationskontrollen erforderlich	Kein validiertes kommerzielles Testsystem verfügbar; nur als In-house-Test in Speziallaboren etabliert
Immunfluoreszenz (IFT)	Reinkultur	Spezifischer anti-LPS-Antikörper kommerziell verfügbar; Technik breit etabliert; gute Spezifität und Sensitivität	Immunfluoreszenzmikroskop notwendig	Kein validiertes kommerzielles Testsystem verfügbar; nur als In-house-Test in Speziallaboren etabliert
Anzucht	Bioptate, Serum, Plasma, EDTA-Blut, Citrat-Blut, Heparin-Blut, Umweltproben	Ermöglicht eindeutige Erregeridentifizierung	Erfordert S3-Labor; negativ nach Antibiotikatherapie; evtl. nicht auswertbar bei mikrobieller Kontamination	Verfahren in Referenz- und Konsiliarlaboren, kein spezifisches Selektivmedium verfügbar
Tierversuch	Bioptate, Serum, Plasma, EDTA-Blut, Citrat-Blut, Heparin-Blut, Umweltproben	Geringe Sensitivität	Erfordert S3-Labor/Stall; evtl. negativ nach Antibiotikatherapie	Verfahren in Referenz- und Konsiliarlaboren, mind. 5 Tiere im Versuch zu verwenden

3.5.7 Kritische Wertung

Eine Übersicht der Nachweisverfahren für *B. mallei* gibt Tabelle 14. Nicht zuletzt wegen der Gefährlichkeit des Erregers und den möglicherweise erforderlichen interventionsepidemiologischen Maßnahmen ***muss die Diagnose immer in mindestens einem Speziallabor bestätigt werden. Zur biochemischen Identifizierung von B. mallei stehen keine ausreichend evaluierten kommerziellen Testkits zur Verfügung.*** Eine Identifizierung mittels herkömmlichen Röhrchentests ist zu empfehlen. ***Für die Bestimmung der Gattung kann aber als einfaches Testsystem das API® 20NE (BioMérieux) empfohlen werden.***

Vor dem Hintergrund eines möglichen bioterroristischen oder kriminellen Einsatzes von *B. mallei* sind molekularepidemiologische Untersuchungen mit geeigneten Typisierungsverfahren z. B. Multi Locus Sequence Typing, RFLP oder VNTR durchzuführen. Der Tierversuch in einem Speziallabor mit erfahrenem Personal kommt als alternative Bestätigungsmethode in Frage.

Nationales Referenzlaboratorium für Rotz:
Institut für bakterielle Infektionen und Zoonosen
Friedrich-Loeffler-Institut
Naumburger Str. 96a
07743 Jena
www.fli.bund.de

4 Burkholderia pseudomallei (Melioidose)

Heinrich Neubauer, Ralf M. Hagen, Lisa D. Sprague

4.1 Eigenschaften des Erregers

Die Melioidose des Menschen ist eine durch *Burkholderia pseudomallei* (früher *Pseudomonas pseudomallei*) verursachte, ***seltene Erkrankung.*** Der Erreger ist eng verwandt mit dem Zoonose-Erreger *B. mallei* und dem Bodenkeim *B. thailandensis*. Diese Spezies wurde aus der Spezies *B. pseudomallei* aufgrund ihrer geringen Pathogenität und der Fähigkeit zur Arabinose-Fermentation ausgegliedert.

B. pseudomallei ist ein 0,8 µm breites und 1,5 µm langes, pleomorphes, bewegliches, bipolar färbendes Stäbchen. In Nährlösungen mit Nitrat- oder Argininzusatz wächst *B. pseudomallei* auch anaerob. Oxidase- und Katalase-Reaktion sind positiv. *B. pseudomallei* bildet keine Sporen, aber eine Polysaccharid-Kapsel. ***Typischerweise sind die Erreger Gentamicin- und Colistin-resistent.*** Eine ***typische Kolonie*** von *B. pseudomallei* ist ***weißlich bis cremefarben.*** Ältere Kolonien (nach 72–96 h) sind gewellt, trocken und riechen erdig. Hervorzuheben ist die ***auffallende Variabilität der Kulturmorphologie***. Der Guanin-/Cytosin-Anteil beträgt etwa 68 Mol.-%.

B. pseudomallei besitzt eine extrem hohe **Tenazität** in der Außenwelt. Der Erreger kann an feuchten Orten monatelang überleben. Er ist jedoch nicht besonders beständig gegen UV- oder Sonnenlicht. In seinem natürlichen Habitat finden sich die Bakterien deshalb meist in einer Bodentiefe von 25–120 cm. Das Auftreten von vitalen, aber nicht anzüchtbaren „Dauerformen" wird diskutiert.

B. pseudomallei ist als Saprophyt ***gegen zahlreiche*** **Desinfektionsmittel** ***resistent.*** Der Keim wird durch Chlorierung von Trinkwasser nur bei Verwendung erhöhter Konzentrationen abgetötet. Es fehlen jedoch aktuelle Desinfektionsmittel-Empfindlichkeitsprüfungen, so dass validierte Angaben hierzu derzeit nicht möglich sind.

Epidemiologie und Übertragungswege

B. pseudomallei ist zwischen dem 20° Breitengrad Nord und 20° Süd anzutreffen. Hauptverbreitungsgebiete sind Südostasien (Thailand, Laos, Vietnam), Singapur und Nord-Australien. In den Verbreitungsgebieten ist die durch das Bakterium ausgelöste Erkrankung Melioidose in der Landbevölkerung speziell bei Reisbauern endemisch.

Weiterhin gibt es sporadische Berichte über vereinzelte Erkrankungsfälle in Indien, China, Taiwan sowie Nord- und Südamerika. *B. pseudomallei* ist ein Saprophyt, der in Wasser (Reisfeldern) und im Erdreich lebt. ***In Europa ist die Melioidose eine seltene importierte Reiseerkrankung.*** Es gibt allerdings Hinweise für ein endemisches Vorkommen der Bakterien in einigen Gebieten in Frankreich, Italien und Spanien.

Die Klinik der Melioidose beim Tier (Pseudorotz, Whitemore'sche Krankheit) ähnelt dem Rotz der Pferde, hat jedoch, je nach Tierart, unterschiedliche Ausprägungen. ***Hauptwirte*** von *B. pseudomallei* sind nicht die Equiden, sondern ***vor allem Schafe, Ziegen und Schweine.*** In Europa werden vereinzelt Fälle bei importierten Wild- und Zootieren diagnostiziert. In Frankreich wurde kürzlich ein endemischer Ausbruch bei Reitpferden beobachtet.

Menschen infizieren sich i.d.R. durch Inokulation des Erregers in kleine Verletzungen wie Riss- oder Schürfwunden (z.B. Splitter in der Fußsohle), bei Unfällen oder auch beim Arbeiten oder Baden in Oberflächenwasser (Reisfelder). Eine aerogene Infektion (Staub, Spritzwasser) ist wahrscheinlich möglich. Da der Erreger meist durch kontaminierte Umweltmaterialien ohne Kontakt mit einem infizierten Tier übertragen wird, wird die Melioidose als **Geonose** eingestuft. Eine sekundäre **Übertragung von Mensch zu Mensch** wurde ***nur vereinzelt*** und bei sehr engem Kontakt beschrieben (Tab. 15).

Laborinfektionen können aerogen (z.B. Zentrifugenhavarie), inokulativ oder im Umgang mit infizierten Labortieren entstehen.

Tabelle 15: Übertragungswege von *B. pseudomallei*

Prinzipieller Übertragungsweg	Details des Übertragungsweges	Natürliche Übertragung	Laborübertragung
Kontakt			
	Haut, Bindehaut	✓	✓
	Ingestion	✓	✓
Aerogen			
	Aerosole	✓	p
	Staub	✓	p
Inokulation			
	Vektoren	knv	knv
	Verletzung	✓	✓
	Iatrogen	∅	p

Tabelle 15: Übertragungswege von *B. pseudomallei* (Fortsetzung)

Interindivueller Übertragungsweg	Art der Übertragung	Natürliches Vorkommen dieser Übertragung
Mensch zu Mensch		
	Kontakt	✓
	aerogen	knv
Tier zu Mensch		
	Kontakt	p
	aerogen	knv

✓ (kommt vor); knv (kommt nicht vor); p (plausibel, aber bisher nicht beschrieben); ∅ (entfällt)

4.2 Krankheitsbild, Therapie und Prophylaxe

Die durchschnittliche **Inkubationszeit** beträgt ca. 9 Tage (1–21 Tage). ***Eine Melioidose kann sich durch eine Vielzahl von sehr unterschiedlichen Krankheitsverläufen manifestieren***, die vom asymptomatischen Trägerstatus bis hin zur akuten Septikämie reichen. Der milde, **subklinische Verlauf** mit erkältungsähnlichen Symptomen dürfte in Endemiegebieten die häufigste Form sein. ***So zeigen 20% der Normalbevölkerung in Endemiegebieten eine Serokonversion ohne erkennbares Krankheitskorrelat. Am häufigsten ist die Lunge mit einer subakuten*** **Pneumonie** der oberen Lungenlappen ***betroffen***, einhergehend mit starkem Gewichtsverlust. Aber auch jedes andere Organsystem kann durch Abszessbildung sowie granulomatöse und nekrotisierende Läsionen betroffen sein. Das Sputum ist oft blutig.

Nach symptomloser Infektion in einem Endemiegebiet können **latente Infektionen** nach Jahren exazerbieren. Deswegen muss bei Verdachtsfällen eine genaue Anamnese bezüglich vorhergehender, auch viele Jahre zurückliegender Aufenthalte in endemischen Gebieten erhoben werden. In einer Langzeitstudie konnte festgestellt werden, dass ca. ***88% der Infektionen akut und 12% chronisch verlaufen.*** 13% der Patienten erlitten einen oder mehrere Rückfälle, wobei die mittlere Dauer bis zum ersten Rezidiv etwa 8 Monate betrug.

Die schwerste Verlaufsform der Melioidose, verbunden mit einer sehr hohen Letalität, ist die **Sepsis.** Die klinische Manifestation ist vergleichbar mit anderen, durch gramnegative Stäbchen hervorgerufenen Infektionen. Zentralnervöse Symptome wie Verwirrung und Stupor können auftreten. Ikterus und Diarrhoe werden ebenfalls beobachtet. Metastatische **Abszesse** ***können in allen Organen gefunden werden***, v.a. in Lunge, Leber, Milz, Urogenitaltrakt, subkutanem Fettgewebe und Gelenken. Auch unter Behandlung beträgt die **Letalität** ***der Sepsis etwa 50%***, bei septischem Schock 86% [70].

Prädisponierende Faktoren, die zu einem schwereren Verlauf beitragen können, sind Diabetes mellitus, akute Leukämie, Bronchialkarzinome, Nierenerkrankungen,

Leberzirrhose, systemischer Lupus erythematodes, Drogenabusus, Alkoholabusus, aber auch eine Schwangerschaft und die Einnahme von Kortikosteroiden. Für den Ausbruch einer bakteriämischen Melioidose ***scheint der Diabetes mellitus der wichtigste Faktor zu sein. Eine Melioidose sollte bei allen Patienten aus Endemiegebieten, die akute fiebrige Erkrankungen oder Symptome einer chronischen Infektion zeigen, in Betracht gezogen werden.*** Bei Reisenden oder Flüchtlingen aus diesen Regionen sollte an eine Melioidose auch Monate bis Jahre nach Verlassen des Gebiets gedacht werden. Als **Differenzialdiagnose** kommen in Frage:

- Fiebrige, akute Form: Pest, Brucellose, Q-Fieber, Grippe, Malaria, Typhus.
- Pustelausschlag: Anthrax, Pocken, Varizellen, Erythema nodosum.
- Chronische Form: Rotz, Syphilis, Leishmaniose, Tuberkulose, Tularämie, Pilzerkrankungen.

Bei Patienten mit Krankheitsverdacht ist unverzüglich eine kalkulierte antibiotische **Therapie**, angepasst an die Schwere des Krankheitsbilds, einzuleiten. *B. pseudomallei* besitzt eine natürliche Resistenz gegen Penicillin, Ampicillin, Cephalosporine der ersten und zweiten Generation und manche Aminoglykoside (z.B. Gentamicin). *In vitro* konnte eine Sensitivität gegenüber Amoxicillin/Clavulansäure, Piperacillin, Ceftazidim und Imipenem/Cilastin festgestellt werden. Neben diesen neueren Antibiotika zeigen Cotrimoxazol, Chloramphenicol, Tetrazyklin und Kanamycin *In-vitro*-Aktivität.

Empfohlen werden kann z.B. Ceftazidim 120 mg/kg/Tag i.v. für 2–4 Wochen (ggf. in Kombination mit Cotrimoxazol). Danach folgt eine orale Nachbehandlung über ***mindestens 20 Wochen zur Rezidivprophylaxe: Doxycyclin (4 mg/kg/Tag) und Cotrimoxazol (TMP 10 mg/kg/Tag, SMX 50 mg/kg/Tag), ggf. in Kombination mit Chloramphenicol (40 mg/kg/Tag)***. Alternativ kann Amoxicillin (60 mg/kg/Tag) mit Clavulansäure (15 mg/kg/Tag) verabreicht werden. Ein lebenslanger Follow-up aller Patienten mit durchgemachter Infektion ist sinnvoll, um mögliche Rezidive früh zu erkennen.

Diskutiert wird eine mögliche **Postexpositionsprophylaxe** mit Doxycyclin (100 mg 2 × tgl.) oder Cotrimoxazol (960 mg 2 × tgl.; Kinder < 12 Jahre Sulfamethoxazol 40 mg/kg und Trimethoprim 8 mg/kg oral tgl.) für 7 Tage [71]. Aufgrund der geringen Fallzahlen ist eine allgemeingültige Aussage zu einer optimalen Applikation von Antibiotika zur Prophylaxe jedoch zurzeit nicht möglich.

Zugelassene **Impfstoffe** existieren weder für Mensch noch Tier.

4.3 Risikobewertung und Besonderheiten als BT-Agens

B. pseudomallei ist in die **Risikogruppe 3** gemäß BioStoffV eingestuft. Bei einem Anfangsverdacht auf Melioidose ist grundsätzlich zunächst die **Schutzstufe 3** einzuhalten (s. Kap. A 3.1). Sofern sich im Rahmen der unter Bedingungen der Schutzstufe 2 durchgeführten Routinediagnostik ein Verdacht auf *B. pseudomallei* ergibt, ist die

Arbeit unter Bedingungen der Schutzstufe 3 fortzusetzen oder das Material an ein spezialisiertes Labor weiterzuleiten.

Der Erreger neigt zur Ansiedlung in subtropischen bis gemäßigten Klimaregionen, die es auch in Mittel-Europa gibt und ist deshalb als besonders umweltgefährdend einzustufen. Die Möglichkeit einer zufälligen Ausbringung ist strikt zu unterbinden.

Das behandelnde **Klinikpersonal** ist einem ***Infektionsrisiko*** durch Verletzungen mit kontaminiertem Material und ggf. durch Tröpfchen ausgesetzt. Dieses Risiko wird ***durch Barriere-Schutzmaßnahmen*** (Handschuhe, OP-Mantel, Atemschutzmasken der Schutzstufe FFP3 SL, Schutzbrillen) und vorsichtigen Umgang mit scharfen oder spitzen kontaminierten Gegenständen ***minimiert.*** Bei Patienten mit Pneumonie sollte eine Behandlung im Barriere-Regime und eine Aufnahme in Hochsicherheits-Isoliereinheiten erwogen werden.

Leichen sind als infektiös zu betrachten. Sektionen und Probenentnahmen sollen daher nur entsprechend erfahrene Pathologen unter geeigneten Bedingungen vornehmen.

B. pseudomallei wurde von mehreren Staaten als mögliches **BT-Agens** untersucht, aber bisher wahrscheinlich nie eingesetzt. Wegen der geringen Infektionsdosis und der Übertragung durch Aerosole ist der Erreger potenziell für biologische Anschläge geeignet. Allerdings sind Übertragungen von Mensch zu Mensch selten, so dass nach einem Anschlag keine epidemische Ausbreitung stattfinden würde.

Meldepflicht

Der Erreger *B. pseudomallei* und die durch ihn hervorgerufene ***Melioidose des* Menschen** stehen ***nicht auf der Liste der meldepflichtigen Krankheiten*** (§ 6 Abs. 1 Nr. 1 IfSG). Nach Auffassung der Autoren handelt es sich bei der Melioidose des Menschen jedoch um eine ***„bedrohliche Krankheit“ im Sinne von § 6 Abs. 1 Nr. 5a*** IfSG, so dass ***eine Meldung dringend empfohlen*** wird.

Auch bei **Tieren** besteht (im Gegensatz zum Rotz) keine Anzeige- oder Meldepflicht. Die Autoren empfehlen jedoch, spätestens bei sicherem Nachweis einer tierischen Erkrankung durch *B. pseudomallei* Anzeige gem. § 9 TierSG zu erstatten, damit die Infektionsquelle amtlich ermittelt werden kann.

Bei Verdacht auf Melioidose als **Berufskrankheit** (z. B. Tierpfleger) muss jeder Arzt oder Zahnarzt diese gemäß § 202 SGB VII i.v.m. Anlage 1 der BKV dem Träger der Unfallversicherung oder der zuständigen Stelle des medizinischen Arbeitsschutzes unverzüglich anzeigen.

4.4 Probengewinnung und Transport

Das für Untersuchungen auf *B. pseudomallei* geeignete Patientenmaterial, der optimale Transport und die am ehesten in Frage kommenden Untersuchungsmethoden sind in Tabelle 16 zusammengestellt.

Tabelle 16: Für die Diagnostik auf *B. pseudomallei* geeignete Materialien und Methoden

Material	Menge und Gefäß	Geeignete Untersuchungen
Abstriche (Schleimhaut, Haut, Rachen)	Steriler Tupfer in 1 ml physiolog. Kochsalzlösung, steriles Röhrchen	AG, PCR, Kultur
Biopsiematerial (post mortem: Geschwüre, Leber, Milz, Herzblut, Lunge)	In 1 ml physiolog. Kochsalzlösung, steriles Röhrchen	AG, PCR, Kultur
Blut	10 ml Nativblut, beimpfte Blutkulturflaschen	AG, PCR, Kultur
Sputum, Bronchiallavage, Urin	2–10 ml, steriles Röhrchen	AG, PCR, Kultur
Liquor	Mindestens 1 ml, steriles Röhrchen	AG, PCR, Kultur
Serum	10 ml, steriles Serumröhrchen	Serologie, ggf. PCR
Stuhl	2 g, Stuhlgefäß	Kultur

AG = Antigennachweis nur durch validierte In-house-Teste möglich; Serologie = serologische Untersuchung zum Ak-Nachweis; PCR = Polymerase-Kettenreaktion; Kultur = kulturelle Anzucht

Als **Umweltproben** kommen v.a. folgende Materialien in Frage: Erdproben und organische Materialien, Abklatsch oder Spülungen von kontaminierten Oberflächen oder Luftfilteranlagen und Pulver oder staubförmige Materialien. Nach Ausbringung des Erregers durch einen Aggressor sind v.a. von Stäuben oder von Aerosolen kontaminierte Proben zu erwarten.

Der **Probentransport** sollte möglichst rasch und gekühlt (nicht gefroren) erfolgen.

Medizinisches Untersuchungsmaterial von Menschen und Tieren ist als „Biologische Probe, Kategorie B“ (UN 3373) zu transportieren (s. Kap. A 5.3). Gleiches gilt für natürliche Umweltproben wie Boden und Wasser.

Für angereicherte **Kulturen** und **Proben mit bioterroristischem Hintergrund** gilt die Kategorie A „Ansteckungsgefährlicher Stoff, gefährlich für Menschen“ (UN 2814). Diese Proben sollten dem untersuchenden Labor vorab angekündigt werden.

4.5 Labordiagnostik

4.5.1 Mikroskopischer Nachweis

Lichtmikroskopie

Von Organ- bzw. Blutproben werden Ausstrich- oder Abklatsch-Präparate gefertigt. Kulturen werden direkt auf Objektträger ausgestrichen. Die Fixierung erfolgt mittels

10%igem Formalin für 2 h. Suspensionen von Pulverproben werden ebenfalls in 10%igem Formalin hergestellt und 2 h fixiert.

Gramgefärbte Probenabstriche, die mit Neutralrot gegengefärbt wurden, können kleine (0,8 × 1,5 µm), ***gramnegative Stäbchen mit bipolarer Akzentuierung*** zeigen. Obwohl die Zahl von *B. pseudomallei* in Abstrichen häufig gering ist, können die Organismen von einem erfahrenen Mikrobiologen entdeckt werden.

Bakterien aus verdächtigen Kolonien werden mikroskopisch auf **Beweglichkeit** (*B. pseudomallei* ist beweglich) untersucht, wobei dazu ein Hohlschliffobjektträger benutzt werden sollte, in dem der „Hängende Tropfen" mittels Industriekleber und Deckglas versiegelt wird.

Immunfluoreszenz

Die Immunfluoreszenzmikroskopie wird mit guter Sensitivität und Spezifität dazu verwendet, *B. pseudomallei* in Sputum-Proben von Melioidose-Patienten nachzuweisen. Direkte oder indirekte Immunfluoreszenzmikroskopie (Gegenfärbung mit Evans-Blue) mittels eines monoklonalen anti-Exo-Polysaccharid(Kapsel)-Antikörpers zeigt leuchtend grün gefärbte Stäbchen. Da LPS-deletierte Mutanten während der Anzucht regelmäßig entstehen, ist dieser Test jedoch als nicht beweisend zu werten.

Die direkte Immunfluoreszenzmikroskopie mit *B. pseudomallei*-Hyperimmunseren eignet sich zum orientierenden Nachweis der Pseudomallei-Gruppe (*B. mallei* und *B. pseudomallei*). Hyperimmunseren eignen sich jedoch nicht zur Differenzierung zwischen diesen Spezies und kreuzreagieren regelmäßig mit *B. thailandensis*. Sie sind deshalb nur als orientierende Hilfe zu betrachten.

4.5.2 Kultureller Nachweis

Kolonien von *B. pseudomallei* zeigen keine spezifische Morphologie. ***Für die Anzucht von B. pseudomallei aus klinischen Proben können Standardkulturmedien wie Blut-, MacConkey-*** oder Cystein-Laktose-Elektrolyt-Mangel-Agar (CLED-Agar) und gewöhnliche Blutkultur-Bouillon ***verwendet werden***.

Die Verwendung von Selektivmedien wird für die Anzucht von Kulturen aus dem **Respirationstrakt** empfohlen, um die Normalflora zu unterdrücken. Hierfür ist Ashdown's Agar geeignet [72].

Bei Anzucht aus Rachenabstrichen und Anreicherung mittels selektiver Bouillon kann eine Spezifität von bis zu 100% erreicht werden, jedoch nur eine geringe Sensitivität von etwa 36%.

Um die Empfindlichkeit des Nachweises von B. pseudomallei zu erhöhen, sollte eine Anzucht in Bouillon vor Ausplattierung auf Ashdown's Agar erfolgen. Hierfür eignet sich eine modifizierte Bouillon aus Ashdown's Nährbodenbasis, der Colistin in einer Konzentration von 50 mg/l zugesetzt wird. Die Bouillon sollte für 48 h bei 42 °C inkubiert werden, bevor ein Aliquot von 20 µl auf Ashdown's Agar bei 37 °C über 4 Tage subkultiviert wird. Die Anreicherung unter diesen Bedingungen erhöht die Isolierungsrate um bis zu 25%.

Der kürzlich vorgeschlagene ***B. pseudomallei*-Selektivagar (BPSA)** scheint gegenüber dem Ashdown-Agar keine Vorteile zu bringen [73]. Eine Überprüfung der **Beweglichkeit** kann im U-Rohr durchgeführt werden.

Umweltproben müssen regelmäßig mittels Ashdown- und Galimand-Bouillon bei 42 °C für 48 h vorinkubiert werden, um die Sensitivität und Spezifität der Anzucht zu erhöhen. Beide Selektivmedien scheinen jedoch auch sensitive Subpopulationen von *B. pseudomallei* zu unterdrücken. Das Ausplattieren erfolgt dann auf entsprechende Selektivmedien und auf Blutagar-Platten.

Biochemische Identifizierung

Für die biochemische Identifizierung von B. pseudomallei ist das Testsystem API 20 NE (BioMérieux) als optimal anzusehen. Allerdings sind Fehlinterpretationen v.a. bei der Abgrenzung zu *B. mallei* möglich. Als Alternative kommt die Identifizierung mittels herkömmlichen Röhrchentests in Frage, die jedoch erfahrenen Untersuchern vorbehalten ist. Automatisierte Testsysteme sind bislang nicht ausreichend validiert.

Antibiotika-Resistenztestung

Die Antibiotika-Resistenztestung mittels **Agardiffusionstest** wird nach DIN 58940 auf Müller-Hinton-Agar-Platten mit zumindest folgenden Antibiotika durchgeführt: Ampicillin, Penicillin G, Gentamicin, Streptomycin, Ciprofloxacin, Chloramphenicol, Ceftazidim, Doxycyclin, Trimethoprim/Sulfamethoxazol (Cotrimoxazol) und Amoxicillin/Clavulansäure. Die Bebrütung erfolgt auf Müller-Hinton-Agar aerob bei 37 °C für 24 h. *B. pseudomallei*-Stämme sind deutlich resistenter als *B. mallei*. Die Durchführung von Etests® und die Mikrodilutionsmethode zur Bestimmung der MHK liefern direkt in die Therapie umsetzbare Messwerte.

4.5.3 Antigennachweis

Capture-ELISA-Systeme weisen das für *B. pseudomallei* und *B. mallei* spezifische Exo-Polysaccharid-Antigen (EPS) direkt aus Probenmaterial oder aus Kulturen nach [74]. Da EPS-deletierte Mutanten während der Anzucht immer entstehen können, sind diese Testergebnisse nur im Zusammenhang mit anderen Untersuchungen zu werten.

4.5.4 Nukleinsäurenachweis

Auf Basis des Flagellin-C-Gens wurden konventionelle und Echtzeit-Screening-PCRs mit ausreichender Sensitivität und Spezifität für *B. mallei*, *B. pseudomallei* und *B. thailandensis* entwickelt und evaluiert [75–77]. Auf der Basis von Spezies-spezifischen Sequenzunterschieden des Metalloprotease-A-Gens wurde eine spezifische

PCR mit niedrigem Detektionslimit entwickelt und klinisch validiert [78], die nur in spezialisierten Laboren durchgeführt wird.

4.5.5 Serologie

Der Nachweis spezifischer Antikörper (IHA, KBR, ELISA) ist meist erst in einer späteren Phase der Erkrankung möglich und daher für die Akutdiagnostik von geringer Relevanz. Der diagnostische Wert aller serologischen Nachweismethoden war in endemischen Gebieten fraglich. Nach Genesung von einer Melioidose können hohe IgG- und IgM-Spiegel über mehrere Jahre persistieren. Darüber hinaus besteht eine hohe Seroprävalenz in endemischen Gebieten, die durch das Auftreten subklinischer und chronischer Krankheitsverläufe bedingt ist.

In nicht-endemischen Gebieten könnte ein IgG-ELISA nützlich sein, um chronisch Infizierte zu ermitteln. Die Serologie für die Anwendung am Menschen ist bislang nicht standardisiert und bleibt daher Speziallaboren vorbehalten.

4.5.6 Kritische Wertung

Eine Übersicht und kritische Bewertung der in Frage kommenden Nachweisverfahren gibt Tabelle 17. Nicht zuletzt wegen der Gefährlichkeit von *B. pseudomallei* und den möglicherweise erforderlichen interventionsepidemiologischen Maßnahmen, ***muss die Diagnose immer mindestens in einem Speziallabor bestätigt werden***. Vor dem Hintergrund eines möglichen bioterroristischen oder kriminellen Einsatzes von *B. pseudomallei* sind molekularepidemiologische Untersuchungen mit geeigneten Typisierungsverfahren (z.B. MLST, RFLP oder VNTR-Polymorphismen) durchzuführen.

Der Tierversuch in einem Speziallabor mit erfahrenem Personal kommt als alternative Bestätigungsmethode in Frage.

Tabelle 17: Übersicht der Nachweisverfahren für Infektionen mit *B. pseudomallei*

Verfahren	Material	Vorteile	Nachteile	Bewertung
KBR, Agglutination	Serum	Standardmethoden	Nicht kommerziell verfügbar; fragliche Sensitivität und Spezifität	Veraltete Methoden, die nicht mehr in der Diagnostik verwendet werden sollten
ELISA, IFT, Western-Blot	Serum	Automatisierbare, breit etablierbare, Standardmethoden	Fragliche Sensitivität und Spezifität	Kein validiertes kommerzielles Testsystem verfügbar; nur als In-house-Methode in Speziallaboren etabliert
PCR	Bioptate, Abstriche, Mischkulturen	Technik breit etablierbar, Ergebnisse bereits 24 h nach Probennahme	Molekularbiologische Ausrüstung und Erfahrung notwendig; Mitführen von Inhibitions- und Kontaminationskontrollen erforderlich	Kein validiertes kommerzielles Testsystem verfügbar; nur als In-house-Methode in Speziallaboren etabliert
Immunfluoreszenz (IFT)	Reinkultur	Spezifischer anti-LPS-Antikörper kommerziell verfügbar; Technik breit etabliert; gute Spezifität und Sensitivität	Immunfluoreszenz-Mikroskop notwendig	Kein validiertes kommerzielles Testsystem verfügbar; nur als In-house-Methode in Speziallaboren etabliert
Anzucht	Bioptate, Serum, Plasma, EDTA-Blut, Citrat-Blut, Heparin-Blut, Umweltproben	Ermöglicht eindeutige Erregeridentifizierung	Erfordert S3-Labor; negativ nach Antibiotikatherapie; evtl. nicht auswertbar bei mikrob. Kontamination	Verfahren in Referenz- und Konsiliarlaboren, spezifisches Selektivmedium verfügbar; jedoch 10% der Isolate wachsen auf Ashdown's Agar nicht
Tierversuch	Bioptate, Serum, Plasma, EDTA-Blut, Citrat-Blut, Heparin-Blut, Umweltproben	Geringe Sensitivität	Erfordert S3-Labor/Stall; evtl. negativ nach Antibiotikatherapie	Verfahren in Referenz- und Konsiliarlaboren, mind. 5 Tiere im Versuch zu verwenden

5 Chlamydophila psittaci (Ornithose)

Albrecht Oehme, Konrad Sachse, Alexander S. Kekulé

5.1 Eigenschaften des Erregers

Chlamydophila (*Cp.*, vormals *Chlamydia*) *psittaci* ist der Erreger der humanen und aviären Ornithose (Psittakose, Papageienkrankheit). Die Chlamydien bilden eine eigene Abteilung mit der Ordnung *Chlamydiales*. Die Familie *Chlamydiaceae* wird seit 1999 [79] aufgrund genetischer Untersuchungen in die zwei Gattungen *Chlamydia* (mit *C. trachomatis*, *C. muridarum* und *C. suis*) und *Chlamydophila* (mit *Cp. psittaci, Cp. pneumoniae, Cp. abortus, Cp. pecorum, Cp. felis* und *Cp. caviae*) unterteilt.

Neben *Cp. psittaci* sind C. *trachomatis* als sexuell übertragbarer Erreger sowie *Cp. pneumoniae* als Erreger von Infektionen des Respirationstraktes von humanmedizinischer Bedeutung.

Chlamydien sind obligat intrazelluläre Bakterien mit einem charakteristischen zweiphasigen Entwicklungszyklus. Die infektiöse, extrazelluläre Form wird Elementarkörperchen (elementary bodies, EB) genannt. EB haben einen Durchmesser von ca. 0,3 µm, enthalten ein stark kondensiertes Genom und zeigen keine messbare metabolische Aktivität. Nach Aufnahme in Phagosomen entwickeln sich die EB zu intrazellulären, replikativen Formen, den Retikularkörperchen (reticulate bodies, RB). Diese weisen einen Durchmesser von etwa 1 µm auf, besitzen eine aufgelockerte Chromatinstruktur und sind nicht infektiös. Etwa 48 h später redifferenzieren die nun stark vermehrten RB wieder zu EB, welche durch Lyse der Wirtszelle freigesetzt werden.

Die äußere Membran der Chlamydien enthält neben dem (familienspezifischen) LPS drei cysteinreiche Proteine, das Hauptprotein MOMP (major outer membrane protein), OmcA und OmcB (outer membrane complex proteins). MOMP ist bei den meisten Chlamydien-Spezies das immundominante und Spezies-spezifische Protein der Chlamydien, welches auch die weitere Einteilung in Serovare ermöglicht. MOMP wird durch das Gen *ompA* kodiert.

Die Stämme von *Cp. psittaci* lassen sich mit Hilfe monoklonaler Antikörper gegen MOMP oder auch mittels *omp*A-Sequenzierung in sechs verschiedene Serotypen – A bis F – klassifizieren [80]. Daneben wurden zwei weitere Serotypen aus dem Rind

(WC) und aus Nagern (M56) beschrieben [81]. Die Stämme nicht-aviären Ursprungs sind für den Menschen deutlich weniger pathogen.

Die **Tenazität** von *Cp. psittaci* ist hoch. Im Gegensatz zu *C. trachomatis* und *Cp. pneumoniae* können EB von *Cp. psittaci* monatelang in der Umwelt infektiös bleiben. Aufgrund ihrer sistierenden Stoffwechselaktivität sind EB außerordentlich widerstandsfähig gegen Austrocknung. Die Infektiosität von *Cp. psittaci* blieb in Stroh und auf glatten Oberflächen für 2–3 Wochen, in trockenem Vogelfutter 2 Monate und in Geflügelkadavern über 12 Monate erhalten.

Die gängigen bakteriziden **Desinfektionsmittel** wirken gut gegen *Cp. psittaci*, wobei Keimzahlreduktionen von 3–5 Logarithmenstufen erreicht werden. Geeignet sind Formaldehyd, Alkohole, Chlor und Jod, Invertseifen, Phenole, Peressigsäure sowie Ampholytseifen. In trockenen Materialien ist die Desinfektionsmittelresistenz deutlich erhöht.

Epidemiologie und Übertragungswege

Der Erreger *Cp. psittaci* wurde in mehr als 400 Vogelarten aus den unterschiedlichsten Regionen nachgewiesen, so dass eine weltweite Verbreitung anzunehmen ist [82]. Natürliche Infektionen kommen nicht nur bei Papageienvögeln (Psittaziden) vor, sondern auch bei einheimischem Nutzgeflügel, Tauben und bei Wildvögeln. Die Tiere zeigen alle Varianten des klinischen Bildes von gesundem Trägertum bis zu schweren Symptomen, die auch zum Tode führen können. Infizierte Vögel scheiden den Erreger in Kot und Speichel aus. Die charakteristischen Übertragungswege sind in Tabelle 18 zusammengefasst.

Tabelle 18: Übertragungswege der *Cp. psittaci*-Infektion

Prinzipieller Übertragungsweg	Details des Übertragungsweges	Natürliche Übertragung	Laborübertragung
Kontakt			
	Haut, Bindehaut	✓	p
	Ingestion	knv	knv
Aerogen			
	Aerosole	✓	✓
	Staub	✓	✓
Inokulation			
	Vektoren	knv	knv
	Verletzung	✓	✓
	Iatrogen	∅	p

Tabelle 18: Übertragungswege der *Cp. psittaci*-Infektion (Fortsetzung)

Interindividueller Übertragungsweg	**Art der Übertragung**	**Natürliches Vorkommen dieser Übertragung**
Mensch zu Mensch		
	Kontakt	p
	aerogen	✓
Tier zu Mensch		
	Kontakt	p
	aerogen	✓

✓ (kommt vor); knv (kommt nicht vor); p (plausibel, aber bisher nicht beschrieben); ∅ (entfällt)

Der Mensch infiziert sich mit Cp. psittaci vor allem durch Inhalation erregerhaltiger Aerosole und Stäube sowie auch durch Schmierinfektionen. Die Übertragung von Mensch zu Mensch gilt als Rarität. Eine Übertragung durch Nahrungsmittel wurde bisher nie beobachtet.

Während im 19. und in der ersten Hälfte des 20. Jahrhunderts in Europa und Nordamerika wiederholt größere Ausbrüche verzeichnet wurden, die mit dem Import von Psittaziden aus Südamerika zusammenhingen, sind ***heute Einzelerkrankungen und lokal begrenzte kleine Ausbrüche typisch.***

In Deutschland lagen die dem Robert-Koch-Institut jährlich gemeldeten Fälle noch in den 1990er-Jahren deutlich über 100. In den Jahren 2000–2006 schwankte die Zahl zwischen 86 und 15. Dabei ist sicherlich von einer Dunkelziffer mild verlaufender bzw. nicht erkannter oder nicht gemeldeter Erkrankungen in der gleichen Größenordnung auszugehen. Der Spezies-spezifische Erregernachweis mittels PCR wie auch die *Cp. psittaci*-spezifische Serologie werden nicht von allen Laboren durchgeführt, so dass nicht immer eine konsequente diagnostische Abklärung erfolgt.

In den letzten Jahrzehnten gingen ***die wichtigsten Ornithose-Ausbrüche in Deutschland von großen Geflügelhaltungen und industriellen Geflügelschlachtereien aus***. Bereits in der DDR stiegen mit der Intensivierung der Geflügelmast die gemeldeten Ornithose-Erkrankungsfälle deutlich von einem Fall im Jahre 1956 auf den höchsten Stand von 613 Fällen im Jahre 1960 [83]. Neuere Fälle von *Cp. psittaci*-Infektionen, ausgehend von einer Geflügelschlachterei bzw. dem Geflügelhandel, wurden beschrieben [84, 85]. Im Jahre 2005 kam es in Sachsen-Anhalt und Thüringen zu einem größeren Ausbruch, in dessen Folge 18 Erkrankungsfälle bei Kontaktpersonen, davon 7 mit stationärer Behandlung, und weitere 7 Verdachtsfälle auftraten.

5.2 Krankheitsbild, Therapie und Prophylaxe

Die Infektion mit Cp. psittaci verläuft meist abortiv, seltener als schwere systemische Infektion (Ornithose) mit oder ohne Pneumonie. Letztere beginnt nach einer

Inkubationszeit von 1–4 Wochen (meistens etwa 10 Tage) meist akut mit hohem Fieber, Husten und Kopfschmerzen. Meistens ist eine atypische Pneumonie oder eine Endo- bzw. Myokarditis nachweisbar. Typische weitere Symptome sind schmerzhafte Muskel- und Gelenkentzündungen und Splenomegalie (in 1–10% der Fälle). Gelegentlich findet sich ein feinfleckiges, stammbetontes Exanthem. Seltener sind gastrointestinale Komplikationen, neurologische und psychiatrische Symptome und Konjunktivitis [86].

Ohne Therapie liegt die Letalität bei 15–40%, unter Behandlung bei unter 5%. Als **Differenzialdiagnosen** kommen vor allem in Frage: Q-Fieber, Legionellose, *Cp. pneumoniae-*, Mykoplasmen-Pneumonie, Influenza, Typhus, Paratyphus und Tularämie.

Die ***Therapie erfolgt mit Doxycyclin 100 mg oral, zur Vermeidung von Rückfällen über mindestens 3 Wochen.*** Für Kinder unter 9 Jahren und bei Schwangerschaft kann Erythromycin eingesetzt werden (500 mg oral für 2–3 Wochen, Kinder 30–50 mg/kg/Tag).

Eine **Impfung** gegen *Cp. psittaci* gibt es nicht. Eine **Postexpositionsprophylaxe** (z.B. Laborpersonal) kann ggf. mit Tetrazyklinen oder Makroliden durchgeführt werden. Eine **Behandlung infizierter Vögel** kann über die Beimischung von Tetrazyklin-Präparaten zum Futter erfolgen.

5.3 Risikobewertung und Besonderheiten als BT-Agens

Cp. psittaci ist in die **Risikogruppe 3** gemäß BioStoffV eingestuft. Beim Umgang mit diesem Erreger sind die entsprechenden Schutzmaßnahmen einzuhalten (s. Kap. A 3.1). Sofern sich im Rahmen der unter Bedingungen der Schutzstufe 2 durchgeführten Routinediagnostik ein Verdacht auf *Cp. psittaci* ergibt, ist die Arbeit unter Bedingungen der Schutzstufe 3 fortzusetzen oder das Material an ein spezialisiertes Labor weiterzuleiten.

Einige seltene, weniger virulente Standortvarietäten (Stämme nicht-aviären Ursprungs) könnten in Zukunft in die Risikogruppe 2 eingestuft werden. Allerdings dürften diese Varietäten kaum aus Patientenmaterial isoliert werden. Für die humanmedizinische Mikrobiologie ist deshalb grundsätzlich die Schutzstufe 3 einzuhalten.

Bei der Probengewinnung ist das Personal einem Infektionsrisiko durch Stäube, Aerosole und durch Verletzungen mit kontaminiertem Material ausgesetzt. Dieses Risiko wird durch Schutzmaßnahmen (Handschuhe, Atemschutzmasken der Schutzstufe FFP3 SL, Schutzbrillen etc.) und vorsichtigen Umgang mit scharfen oder spitzen kontaminierten Gegenständen minimiert.

Tierkadaver (Vögel) sind als infektiös zu betrachten. Sektionen und Probenentnahmen sollen daher nur entsprechend erfahrene Personen unter geeigneten Bedingungen vornehmen.

Cp. psittaci wurde in mehreren staatlichen Biowaffenprogrammen als potenzieller **biologischer Kampfstoff** untersucht, jedoch wahrscheinlich noch nie eingesetzt. Der

Erreger ist durch seine hohe Umweltbeständigkeit (auch in trockener Form) und seine hohe Infektiosität gekennzeichnet. Er ist leicht aerosolisierbar und wegen seines weltweiten Vorkommens einfach zu beschaffen. *Cp. psittaci* wurde deshalb von den CDC in die **Kategorie B** der BT-Agenzien eingestuft.

Meldepflicht

Gemäß § 7(1) IfSG ist der Nachweis von *Cp. psittaci* **meldepflichtig**, soweit er auf eine akute Infektion eines Menschen hinweist. Weiterhin besteht auch bei Tieren gem. § 9 TierSG **Anzeigepflicht** bei Krankheitsverdacht oder -ausbruch sowie bei Erregernachweis.

Bei Verdacht auf Ornithose als **Berufskrankheit** (z.B. Vogelzüchter) muss jeder Arzt oder Zahnarzt diese gemäß § 202 SGB VII i.v.m. Anlage 1 der BKV auch dem Träger der Unfallversicherung oder der zuständigen Stelle des medizinischen Arbeitsschutzes unverzüglich anzeigen.

5.4 Probengewinnung und Transport

Der Erreger kann in **Patientenmaterial** aus dem Respirationstrakt (Rachenabstrich, Rachenspülwasser, Sputum, BAL) nachgewiesen werden. In der frühen Phase einer klinischen Erkrankung kann auch der Nachweis aus Leukozyten gelingen.

Als Untersuchungsmaterial von infizierten **Tieren** eignen sich Kot und Abstriche.

Der Erreger kann in **Umweltproben** (z.B. Mist aus Vogelhaltung, Erde) nachgewiesen werden. Dies gelingt manchmal auch noch, wenn diese vollständig ausgetrocknet sind.

Der **Probentransport** sollte möglichst rasch und gekühlt (nicht gefroren) erfolgen.

Medizinisches Untersuchungsmaterial von Menschen und Tieren ist als „Biologische Probe, Kategorie B“ (UN 3373) zu transportieren (s. Kap. A 5.3) Gleiches gilt für natürliche Umweltproben wie z.B. mit Vogelkot kontaminierte Erde.

Für angereicherte **Kulturen** und **Proben mit bioterroristischem Hintergrund** gilt die Kategorie A „Ansteckungsgefährlicher Stoff, gefährlich für Menschen“ (UN 2814). Diese Proben sollten dem untersuchenden Labor vorab angekündigt werden.

5.5 Labordiagnostik

5.5.1 Mikroskopischer Nachweis

Lichtmikroskopie

Cp. psittaci kann in zellreichen Ausstrichen mit verschiedenen Färbemethoden, insbesondere Giemsa-, Giménez- und Castaneda-Färbung, entdeckt werden [87]. Alle Färbemethoden erfordern das Mitführen von Kontrollpräparaten und setzen entsprechende Erfahrung des Laborpersonals voraus.

Immunfluoreszenz

Auch ein Nachweis mittels Immunfluoreszenzmikroskopie ist möglich. Es stehen jedoch keine kommerziellen *Cp. psittaci*-spezifischen Antikörper zur Verfügung, sondern nur familienspezifische Antikörper, die gegen das gemeinsame Lipopolysaccharid (LPS) gerichtet sind [88].

5.5.2 Kultureller Nachweis

Der Erreger kann aus Proben des Respirationstraktes angezüchtet werden. Dies ist allerdings darauf spezialisierten Laboren vorbehalten. Die Anzüchtung von *Cp. psittaci* in der Zellkultur oder im Dottersack befruchteter Hühnereier ist die spezifischste Nachweismethode. Bei entsprechender Erfahrung ist die Zellkultur sehr sensitiv. Die Anzucht kann auch als Shell-vial-Kultur erfolgen [87]. Als Zelllinien werden meist McCoy-B-Zellen (ATCC Nr. CRL-1696, wahrscheinlich Mausfibroblasten) und BGM-Zellen (buffalo green monkey, Nierenzellen der grünen Meerkatze) verwendet. Das Untersuchungsmaterial wird auf die Zellen zentrifugiert (30 min, 3000 g bei 37 °C).

5.5.3 Antigennachweis

Als Antigennachweise stehen Enzymimmunoassays (EIA) und die Immunfluoreszenz zur Verfügung. ***Kommerzielle Antigen-EIA für Cp. psittaci sind gegenwärtig in der Human- und Veterinärmedizin nicht verfügbar.*** Es können Testkits zum Screening eingesetzt werden, die das Chlamydien-LPS nachweisen und generell für Chlamydien vorgesehen sind [89]. Allerdings ist auch hierbei zu bedenken, dass ***Antigen-EIAs zum Nachweis von Cp. psittaci nur eine Sensitivität und Spezifität von etwa 60–90% haben und sowohl dem kulturellen Nachweis als auch der PCR unterlegen sind.***

Beim Einsatz polyklonaler Antikörper sollte, im Gegensatz zu monoklonalen Antikörpern, die Spezifität durch eine Blocking-Reaktion erhöht werden [90].

5.5.4 Nukleinsäurenachweis

Mit der PCR-Methode sind schnelle Direktnachweise von *Cp. psittaci* aus klinischem Probenmaterial möglich. Die Teste sind auch für Umweltproben geeignet.

Die PCR ist bezüglich ihrer Spezifität der kulturellen Anzüchtung ebenbürtig und meist sogar sensitiver als diese. Kommerzielle PCR-Kits für *Cp. psittaci* werden allerdings noch nicht angeboten. Zur Abklärung von Verdachtsproben kann das nachstehende zweistufige Protokoll angewendet werden:

1. Nachweis von *Chlamydiaceae*-DNA mittels Echtzeit-PCR (Screening):
   Bei Vorhandensein von Chlamydien-DNA wird ein 111 bp langes Fragment aus der Domäne I des 23S-rRNA-Gens amplifiziert [91].

Primer 1	Ch23S-F	CTG AAA CCA GTA GCT TAT AAG CGG T
Primer 2	Ch23S-R	ACC TCG CCG TTT AAC TTA ACT CC
Sonde	Ch23S-p	FAM-CTC ATC ATG CAA AAG GCA CGC CG-TAMRA

2. Spezies-spezifischer Nachweis von *Cp. psittaci*-DNA:
   Die positiven Proben aus dem Screeningtest werden einer Spezies-spezifischen Echtzeit-PCR unterzogen, wobei ein 76 bp langes Amplifikat aus der *omp*A-Genregion von *Cp. psittaci* gebildet wird [92].

Primer 1	Cp.ps.-F	CAC TAT GTG GGA AGG TGC TTC A
Primer 2	Cp.ps.-R	CTG CGC GGA TGC TAA TGG
TaqManMGB®-Sonde	Cp.ps.-S	FAM-CGC TAC TTG GTG TGA C-BHQ1

Für die DNA-Extraktion aus dem Probenmaterial stehen kommerzielle Kits zur Verfügung. Um falsch-negative Befunde wegen vorhandener DNA-Polymeraseinhibitoren auszuschließen, sollten interne Extraktions- und Amplifikationskontrollen mitgeführt werden.

Ein kürzlich entwickelter DNA-Mikroarraytest für Chlamydien [93] kann ebenfalls für den Nachweis von *Cp. psittaci* eingesetzt werden.

5.5.5 Serologie

Referenzmethode für die Antikörperdiagnostik ist die Mikroimmunfluoreszenz (MIF), in der gereinigte Elementarkörper (EB) als Antigen eingesetzt werden. Die Reaktion Familien-spezifischer Antikörper gegen LPS kann bei entsprechender Übung von der Spezies-spezifischen Fluoreszenz abgegrenzt werden, die gegen das Hauptprotein der äußeren Membran (MOMP) gerichtet ist. Auf diese Weise können Spezies-spezifische Antikörper gegen *C. trachomatis, Cp. pneumoniae* und *Cp. psittaci* nachgewiesen werden. Die MIF kann auch spezifisch für IgM durchgeführt werden [94].

In der klassischen MIF [95] werden die EB direkt als Antigen eingesetzt. In kommerziellen MIF-Testen werden die EB oft vorbehandelt, wodurch sich die Ergebnisse zu anderen, meist zu höheren Titerstufen verschieben [90].

Neben der MIF wird auch weiterhin die Komplementbindungsreaktion (KBR) eingesetzt. Diese ist jedoch lediglich familienspezifisch und vermag nicht zwischen *Cp. psittaci, Cp. pneumoniae* und *C. trachomatis* zu unterscheiden.

Auch die für den Antikörpernachweis verfügbaren kommerziellen ELISAs (medac GmbH, Wedel) auf Basis von gentechnisch hergestelltem LPS sind nur Familien-spezifisch und vermögen Antikörper gegen *Cp. psittaci* nicht spezifisch zu detektieren [96].

Neuerdings stehen auch ***kommerzielle Immunoblots*** zur Antikörperdiagnostik für *Cp. psittaci* zur Verfügung (Mikrogen GmbH, München), ***deren Wertigkeit allerdings noch nicht zuverlässig beurteilt werden kann***.

Frühestens 7–10 Tage nach Infektion können IgM-Antikörper nachgewiesen werden, die zuerst gegen LPS und dann auch gegen MOMP gerichtet sind. Zu beachten ist, dass frühzeitige Antibiotikatherapie die Antikörperbildung unterdrücken kann [97].

5.5.6 Kritische Wertung

Bei auf Ornithose verdächtigem klinischen Bild (ambulant erworbene, interstitielle Pneumonie oder Endo- bzw. Myokarditis, Fieber und Kopfschmerzen), ist der Laborbefund für die Diagnosestellung entscheidend.

Als Suchreaktion eignen sich ELISAs oder die KBR, wobei allerdings ***nur gegen Familien-spezifisches LPS gerichtete Antikörper detektiert werden. Im positiven Fall sollte immer in der MIF auf spezifische Antikörper gegen Cp. psittaci untersucht werden.***

Ein vierfacher **Titeranstieg** in der KBR oder ein einmalig stark erhöhter Wert spricht bei eindeutiger Anamnese (z.B. Kontakt mit infizierten Vögeln, Inkubationszeit) deutlich für eine Infektion mit *Cp. psittaci*. Der Nachweis spezifischer Antikörper in der MIF gilt als beweisend für die Infektion, wobei der IgM-Nachweis eine akute Infektion sehr wahrscheinlich macht.

Während der Inkubationszeit oder bei frühem Beginn der klinischen Symptomatik sind spezifische Antikörper oft noch nicht nachweisbar. Aus diesem Grunde und wegen manchmal schwierigen Interpretation der MIF-Ergebnisse sollte ***bei dringendem Verdacht auf Ornithose stets von vornherein auch die PCR-Diagnostik durchgeführt werden***.

In diagnostischen Zweifelsfällen und zur Sicherung und weiteren Charakterisierung des Erregerstammes (z.B. bei Ausbrüchen, möglichen Anschlägen) sollte auf jeden Fall die kulturelle Anzucht in einem Speziallabor versucht werden.

Konsiliarlabor für Chlamydien in der Humanmedizin:
Institut für Medizinische Mikrobiologie am Klinikum der FSU Jena
Semmelweisstraße 4
07740 Jena
www.uni-jena.de

Nationales Referenzlaboratorium für Psittakose in der Veterinärmedizin:
Institut für bakterielle Infektionen und Zoonosen
Friedrich-Loeffler-Institut
Naumburger Straße 96a
07743 Jena
www.fli.bund.de

6 Coxiella burnetii (Q-Fieber)

Dimitrios Frangoulidis, Peter Kimmig, Christiane Wagner-Wiening, Klaus Henning

6.1 Eigenschaften des Erregers

Coxiella burnetii ist ein obligat intrazelluläres, gramnegatives, unbewegliches, pleomorphes, oft kokkoides Stäbchenbakterium (0,2–0,4 µm × 0,4–1 µm) [98]. Taxonomisch gehört *C. burnetii* innerhalb der *Proteobacteria* zu den *Legionellales* und bildet dort eine eigene Familie (*Coxiellaceae*) [99]. Das mittlerweile komplett sequenzierte zirkuläre Genom des Referenzisolates Nine Mile RSA493 umfasst 1,99 Mio. Basenpaare [100].

C. burnetii besitzt zwei Antigenphasen, die mit den rauen (Phase II) und den glatten Wachstumsformen (Phase I) der *Enterobacteriaceae* vergleichbar sind [101]. Bakterien in der Phase I werden dabei während natürlicher Infektionen (bei Mensch und Tier) beobachtet, während Bakterien in der Phase II nach mehreren Zellkultur- oder Hühnereipassagen entstehen und praktisch avirulent sind [102]. Zusätzlich wird, neben der vegetativen Form (*large cell variant*, LCV), auch noch eine sporenähnliche *small cell variant* (SCV) beschrieben [103].

Die Antigenphasen sind für die serologische Diagnostik von Bedeutung. Während der akuten Infektion erscheinen zunächst Antikörper gegen Phase II, im weiteren Verlauf treten i.d.R. auch niedrige Antikörpertiter gegen Phase I auf. Beim Übergang zur chronischen Infektion kommt es zu einem gemeinsamen Ansteigen der PH-I- und PH-II-Antikörpertiter. Beide Antikörperarten können über Jahre persistieren.

C. burnetii zeichnet sich durch eine hohe **Tenazität** aus und bleibt im Boden oder in Stäuben jahrelang stabil. ***C. burnetii (LCV) ist in Lebensmitteln (Milch, Milchprodukte, Fleisch, Fleischprodukte) und Oberflächenwasser wochen- bis monatelang infektiös und kann in der Staub- oder Aerosolphase (SCV) über mehrere Kilometer hinweg verbreitet werden*** [103, 104]. Die Erreger sind gegen Hitze, Austrocknung und viele **Desinfektionsmittel** resistent. ***C. burnetii wird durch 5% Chloroform, 70% Ethanol (30 min), gesättigtem Formaldehyddampf und „Pasteurisierung" (Erhitzen auf mind. 72 °C für 40 Sek.) sicher abgetötet*** [105]. Für die **Desinfektion** (Instrumente, Flächen, Hände) ist Wirkungsbereich A zu fordern [106]. In der Laboranwendung haben sich Sauerstoffabspalter wie Wasserstoffperoxid oder Peressigsäure als sicher erwiesen.

Epidemiologie und Übertragungswege

Die durch *C. burnetii* ausgelöste Erkrankung, das Q-Fieber (Balkangrippe, Krim-Fieber), ist eine – bis auf Neuseeland – ***weltweit vorkommende Zoonose*** [107], die ***auch in Deutschland regelmäßig*** zu ***kleineren Epidemien*** führt (Tabelle 19). Die durchschnittliche jährliche Inzidenz in Deutschland lag von 1979–1989 bei 0,8 und von 1990–1999 bei 1,4, dem RKI gemeldeten Fällen pro Million Einwohner. Es ist unklar, ob dies ein echter Anstieg oder auf eine verbesserte Nachweis- und Meldetechnik zurückzuführen ist. Unstrittig ist, dass die Dunkelziffer bei den Meldezahlen hoch ist.

Das **Wirtsspektrum** umfasst neben dem Menschen, Nager, Wild, Vögel und die meisten Haustiere[26] [108]. ***Beim Tier verlaufen C. burnetii-Infektionen meist inapparent. Während der Gravidität*** vermehrt sich der Erreger jedoch in der Plazenta infizierter Tiere, so dass es zu ***Aborten und Frühgeburten*** kommt (besonders bei Schafen und Ziegen). ***Hierbei werden große Erregermengen ausgeschieden, die ein hohes Infektionsrisiko darstellen.***

Zumeist erfolgt die Infektion des Menschen durch Inhalation von erregerhaltigen Stäuben nach Ausscheidung der Keime über getrocknete Exkremente oder Plazentagewebe infizierter Tiere, wobei insbesondere Wiederkäuer (z.B. Rinder, Schafe, Ziegen) als Erregerquelle eine Rolle spielen. Daneben wurden aber auch von Katzen ausgehende Infektionen beschrieben [109]. **Übertragungen von Mensch zu Mensch** (vgl. Tab. 20) und über Zecken als **Vektoren** kommen vor, sind aber sehr selten. Für die Möglichkeit der Übertragung der Infektion über Milch bzw. Milchprodukte, gibt es epidemiologische Hinweise (häufig Kuhmilch) [110].

Die für eine aerogene Infektion notwendige Erregermenge beträgt bei Menschen und Tieren weniger als 10 Coxiellen [111].

---

[26] „*Haustiere*" ist der Oberbegriff für *Nutztiere* (z.B. Schafe, Geflügel, Rinder) und in der unmittelbaren Wohnumgebung des Menschen gehaltene *Heimtiere* (z.B. Hunde, Katzen, Kanarienvögel).

Tabelle 19: Q-Fieber-Ausbrüche in Deutschland

Jahr	Ort/Betroffene	Infiziert	Davon erkrankt	Aerogene Manifestationsrate in %	Bemerkungen
1993	Sontra, Hessen, Soldaten	**84**	**43**	**51,2**	Durch Wanderschafherde kontaminierter Truppenübungsplatz
1996	Rollshausen, Hessen	**49**	**35**	**71,4**	Schafherde bzw. -haltung, trockene/windreiche Witterung zur Ablammzeit (Dez.–Jan.)
1997	Gießen, Hessen, Studenten	**68**	**47**	**69,1**	Schafherde in Lehr- u. Forschungsstation für Tierzucht, trockene + windige Witterung während der Ablammzeit
2000/2001	Hallenberg, Hessen	**25**	**23**	**92**	Kontaminierter Staub nach Ablammung
2001	München, Bayern, Filmcrew	Unbekannt	**20**	–	Filmarbeiten auf Schafhof
2003	Bad Sassendorf, Nordrhein-Westfalen	Unbekannt	**299**	–	Bauernmarkt, Lammung
2005	Jena, Thüringen	Unbekannt	**322**	–	Lammung bei Wohngebiet

Nach: [112–115]

Tabelle 20: Übertragungswege von *C. burnetii*

Prinzipieller Übertragungsweg	Details des Übertragungsweges	Natürliche Übertragung	Laborübertragung
Kontakt			
	Haut, Bindehaut	✓	✓✓
	Ingestion	✓✓	✓✓
Aerogen			
	Aerosole	✓✓✓	✓✓✓
	Staub	✓✓✓	✓✓✓
Inokulation			
	Vektoren	(✓)	knv
	Verletzung	✓	✓✓✓
	Iatrogen	∅	p

Tabelle 20: Übertragungswege von *C. burnetii (Fortsetzung)*

Interindividueller Übertragungsweg	Art der Übertragung	Natürliches Vorkommen dieser Übertragung
Mensch zu Mensch		
	Kontakt	✓*
	aerogen	✓*
Tier zu Mensch		
	Kontakt	✓✓
	aerogen	✓✓✓

(✓) – ✓✓✓ (kommt sehr selten bis sehr häufig vor); knv (kommt nicht vor); p (plausibel, aber bisher nicht beschrieben); ∅ (entfällt). *Einzelfälle bei geburtshelferischen Maßnahmen bei an Q-Fieber erkrankten Schwangeren sind beschrieben

6.2 Krankheitsbild, Therapie und Prophylaxe

Die **Inkubationszeit** beträgt durchschnittlich 3 Wochen (2–39 Tage) und ist von der aufgenommenen Erregermenge sowie dem Übertragungsweg abhängig [108, 111, 116]. ***Natürliche Infektionen verlaufen in Mitteleuropa zu ca. 70% inapparent bzw. subklinisch und sind i. d. R. selbstlimitierend.***

Beim akuten Q-Fieber treten häufig grippale Symptome mit Fieber, trockenem Husten sowie heftige Kopfschmerzen, Gliederschmerzen, allgemeine Schwäche und Gewichtsverlust auf. ***Schwerere Verläufe des akuten Q-Fiebers präsentieren sich als atypische Pneumonie mit unproduktivem Husten, als (granulomatöse) Hepatitis oder als typhöses Krankheitsbild mit 1–2 Wochen anhaltendem kontinuierlichem oder remittierendem Fieber bis 40 °C*** [116]. Die Hepatitis ist häufig mit nur geringem Transaminasenanstieg verbunden. Gastrointestinale Symptome und Ikterus sind selten, eine Hepatomegalie kann auftreten. Neurologische oder zerebrale Manifestationen können sich als aseptische Meningoenzephalitis mit heftigen Kopfschmerzen, Aphasie, Hemiparesen, Verwirrungszuständen und Sehstörungen äußern. Bei Infektionen während der Schwangerschaft kann es zur Infektion der Plazenta mit Früh- oder Fehlgeburten oder zu vermindertem Geburtsgewicht kommen [117].

Die subakute Endokarditis ist die häufigste und gefährlichste Spätkomplikation eines chronisch-persistierenden Q-Fiebers. Sie betrifft vorwiegend Patienten mit vorgeschädigten Herzklappen, Immunsupprimierte und Schwangere. Die **Letalität** der (Blutkultur-negativen) Coxiellen-Endokarditis liegt bei etwa 25%, ansonsten liegt die Letalität des Q-Fiebers deutlich darunter.

Allgemeines Schwächegefühl, leichte Ermüdbarkeit und verringertes körperliches Leistungsvermögen können eine längere Rekonvaleszenz von mehreren Monaten bedingen (sog. Post-Q-Fieber-Fatigue-Syndrom).

An eine Infektion mit *C. burnetii* sollte gedacht werden bei atypischen Pneumonien, Blutkultur-negativen Endokarditiden, Fieber unklarer Genese, (granulomatöse) Hepatitis und aseptischer Meningoenzephalitis. Als **Differenzialdiagnosen** kommen in Frage: Infektionen der Lunge durch Viren, Mykoplasmen oder Chlamydien. Auch Salmonellose, Leptospirose, Brucellosen, Miliartuberkulose, Typhus abdominalis und Tularämie kommen in Betracht. In tropischen Regionen sollten Dengue und Malaria ausgeschlossen werden.

Meist ist der Verlauf auch ohne **Therapie** selbstlimitierend. Wegen der Gefahr des chronischen Verlaufs wird bei gesicherter Diagnose jedoch neben der supportiven Behandlung immer eine Antibiotikatherapie durchgeführt. Diese erfolgt im **akuten Stadium** ***mit Doxycyclin 2 × 100 mg/Tag, p.o. für 14–21 Tage.*** Auch mit Fluorochinolonen (z.B. Ciprofloxacin, Levofloxacin) und Chloramphenicol wurden Erfolge erzielt [118].

Beim **chronischen Verlauf** wird ***mit Doxycyclin 2 × 100 mg/Tag p.o. und Chloroquin 200 mg 1–3 × täglich für mindestens 18 Monate behandelt*** [119]. Bei Schwangeren ist eine Therapie mit Cotrimoxazol in Betracht zu ziehen, wodurch ein Abort, aber nicht eine Chronifizierung verhindert werden kann. Eine diesbezügliche Therapie ist erst nach Geburt des Kindes möglich [117].

Eine **Postexpositionsprophylaxe** wird ab dem 8.–12. Tag nach einer vermuteten Exposition wie folgt empfohlen: Doxycyclin 100 mg p.o. alle 12 h für 5–7 Tage oder Tetrazyklin 500 mg p.o. alle 6 h für 5–7 Tage.

Die Erkrankung hinterlässt eine lang andauernde **Immunität**. Für die **Impfung** ist in Australien eine Q-Fieber-Vakzine (Q-Vax®) erhältlich, die aus inaktivierten Erregern der Phase II besteht; diese ist in Deutschland jedoch nicht zugelassen. Wegen mäßiger Verträglichkeit und der Gefahr schwerer lokaler hyperallergischer Gewebsreaktionen bei inapparent Infizierten ist ein Einsatz dieses Impfstoffes gegenwärtig nicht gerechtfertigt.

6.3 Risikobewertung und Besonderheiten als BT-Agens

C. burnetii ist in die **Risikogruppe 3** gemäß BioStoffV eingestuft. Beim Umgang mit diesen Erregern sind die entsprechenden Schutzmaßnahmen einzuhalten (s. Kap. A 3.1). Sofern sich im Rahmen der unter Bedingungen der Schutzstufe 2 durchgeführten Routinediagnostik ein Verdacht auf *C. burnetii* ergibt, ist die Arbeit unter Bedingungen der Schutzstufe 3 fortzusetzen oder das Material an ein spezialisiertes Labor weiterzuleiten.

Bei der Probengewinnung ist das Personal einem Infektionsrisiko durch Stäube, Aerosole und durch Verletzungen mit kontaminiertem Material ausgesetzt. Dieses Risiko wird durch Schutzmaßnahmen (Handschuhe, Atemschutzmasken der Schutzstufe FFP3 SL, Schutzbrillen etc.) und vorsichtigen Umgang mit scharfen oder spitzen kontaminierten Gegenständen minimiert.

Leichen und Tierkadaver sind als infektiös zu betrachten. Sektionen und Probenentnahmen sollen daher nur entsprechend erfahrene Personen unter geeigneten Bedingungen vornehmen.

Die Möglichkeit der Ausbringung als Aerosol, die hohe Infektiosität und die Umweltstabilität qualifizieren *C. burnetii* als **biologischen Kampfstoff.** Aufgrund dieser Eigenschaften wurde *C. burnetii* in die früheren Biowaffenprogramme der USA und der ehemaligen Sowjetunion aufgenommen und z.T. bereits getestet [120, 121]. In der Klassifizierung der CDC ist *C. burnetii* wegen der geringen Gesamtletalität der assoziierten Infektionen (< 2%) zwar nur in **Gruppe B** eingestuft, doch kann es bei aerogener Exposition zu schweren typhösen und pneumonischen Verläufen mit lang dauernder Arbeitsunfähigkeit und damit zu hohen Ausfallsraten in der Population kommen [121a].

Außerdem ist bedeutsam, dass ***die Krankheit wegen ihrer initial eher unspezifischen Symptomatik oft zunächst unerkannt bleibt und zu spät behandelt wird*** [8]. Daraus resultierende chronische Krankheitsverläufe sind nur sehr schwer und langwierig zu therapieren. Die Unterscheidung zwischen artifiziellen und natürlichen Ausbrüchen kann schwierig sein, besonders in Ländern mit enzootischem Auftreten von Q-Fieber in Naturherden. Aufgrund moderner Tierhaltung können auch im städtischen Umfeld ungewöhnliche explosive Ausbrüche von Pneumonien auftreten, die einer absichtlichen Freisetzung von *C. burnetii* als Kampfstoffaerosol ähneln.

Meldepflicht

Gemäß § 7(1) IfSG ist der Nachweis von *C. burnetii* **meldepflichtig**, soweit er auf eine akute Infektion eines Menschen hinweist.

Bei Verdacht auf Q-Fieber als **Berufskrankheit** (z.B. Schafhirten, Arbeiter in der Wollverarbeitung) muss jeder Arzt oder Zahnarzt diese gemäß § 202 SGB VII i.v.m. Anlage 1 der BKV auch dem Träger der Unfallversicherung oder der zuständigen Stelle des medizinischen Arbeitsschutzes unverzüglich anzeigen.

Weiterhin besteht auch bei **Tieren** (Schafe und Ziegen) gem. § 78a Abs. 2 TierSG **Meldepflicht** bei Auftreten der Krankheit oder Nachweis des Erregers.

6.4 Probengewinnung und Transport

An Patientenmaterial sind bei Q-Fieber-Verdacht zum Direktnachweis oder zur Isolierung des Erregers EDTA- oder Zitrat-Blut (für die Anzucht aus der Leukozytenschicht), Knochenmarkaspirat, Sputum, Urin und Gewebeproben geeignet. Für die serologische Diagnostik sind zwei Venenblut- oder Serumproben im Abstand von 2–4 Wochen zu fordern. Wird eine spätere Isolierung angestrebt, sollte das Probenmaterial bei −80 °C gelagert werden. Es sind jedoch nur wenige Labore mit Bedingungen der Schutzstufe 3 auf die Kultivierung dieses Erregers ausreichend spezialisiert.

Der Erreger kann auch in verschiedenen Umweltproben (z.B. Staub/Erde, Heu) nachgewiesen werden. Eine Erregerisolierung gelingt dabei jedoch nicht immer.

Der Probentransport soll möglichst rasch und gekühlt (nicht gefroren) erfolgen. Die längerfristige Lagerung erfolgt bei –80 °C.

Medizinisches Untersuchungsmaterial ist als „Biologische Probe, Kategorie B" (UN 3373) zu transportieren (s. Kap. A 5.3) Gleiches gilt für natürliche Umweltproben wie z.B. Staub aus der Wollverarbeitung.

Für angereicherte **Kulturen** und **Proben mit bioterroristischem Hintergrund** gilt die Kategorie A „Ansteckungsgefährlicher Stoff, gefährlich für Menschen" (UN 2814). Diese Proben sollten dem untersuchenden Labor vorab angekündigt werden.

6.5 Labordiagnostik

6.5.1 Mikroskopischer Nachweis

C. burnetii lässt sich im Lichtmikroskop mit den Färbungen nach Stamp, Giemsa und Gimenez z.B. in Plazentagewebe und Herzklappenbiopsaten intrazellulär als kleines, kurzes rot oder violett gefärbtes Stäbchen erkennen. Auch der Nachweis mittels Elektronenmikroskopie wird erfolgreich eingesetzt [122]. Eine sichere Abgrenzung zu anderen, morphologisch ähnlichen Bakterien ist mit diesen Methoden allerdings nicht möglich.

6.5.2 Kultureller Nachweis

Für die Anzüchtung nur in Speziallaboratorien der Schutzstufe 3 werden neben embryonierten Hühnereiern verschiedene Zellkulturlinien (L929, Vero-Zellen, Buffalo green monkey) verwendet [123, 124]. Die Shell-vial-Kultur, die u.a. auch zum optimierten Nachweis von Chlamydien und behüllten Viren genutzt wird, erbringt hierbei die beste Ausbeute. Dabei werden Probensuspensionen auf einen Zellkultur-Monolayer zentrifugiert, der auf runden Deckgläschen in einem speziellen Zentrifugenröhrchen („shell vial") gewachsen ist. Der Zentrifugationsschritt erleichtert die Anheftung und das Eindringen der Coxiellen [125]. Im günstigen Fall können nach ca. 6-tägiger Bebrütung die Erreger als kurze Stäbchen in den Vakuolen der Zellen mittels Licht- oder Immunfluoreszenzmikroskopie sichtbar gemacht werden. Oftmals aber werden mehrere Wochen Inkubationszeit bis zum positiven Ergebnis benötigt. ***Ein in der Zellkultur anwachsender Erreger kann mittels Antigen- und PCR-Nachweisverfahren spezifiziert werden.***

6.5.3 Antigennachweis

Mittels indirekter und direkter Immunfluoreszenztechnik lassen sich die Erreger spezifisch darstellen. Monoklonale bzw. polyklonale Antikörper sind jedoch nicht kommerziell erhältlich und zeigen in Speziallaboren zudem deutliche Schwankungen in ihrer Sensitivität und Spezifität.

Ein *Coxiella*-Antigennachweis ist prinzipiell auch mittels ELISA-Verfahren unter Einsatz spezifischer monoklonaler Antikörper möglich [126, 127]. ***Alle Antigennachweise bleiben wegen der unzureichenden Standardisierung und Validierung Referenzlaboratorien vorbehalten.***

6.5.4 Nukleinsäurenachweis

In den letzten Jahren wurden ***PCR-Methoden*** etabliert [128], die den ***hochsensitiven Genomnachweis aus klinischen Untersuchungsmaterialien gestatten.*** Hierbei werden genomische Sequenzen des IS1111 detektiert, das als Transposon-ähnliches Element in bis zu 20 Kopien im Coxiellengenom vorkommt. Verschiedene Protokolle wurden auch für die Echtzeit-PCR (LightCycler®, TaqMan®) publiziert, die eine Identifizierung binnen weniger Stunden aus verschiedenen Materialien (Blut, Serum, Gewebe, Knochenmark, Zecken) ermöglicht [129–131]. Neben der IS1111 Gensequenz wurden u.a. auch die Gene COM-1, SOD und ICD als Zielsequenzen verwendet [132–134].

6.5.5 Serologie

Die routinemäßige Labordiagnose des Q-Fiebers wird gewöhnlich serologisch gestellt. Idealerweise liegt ein Serumpaar im Entnahmeabstand von 2–4 Wochen vor. Hierbei spielen die oben beschriebenen **zwei Antigenphasen (LPS)** eine besondere Rolle: Während Antikörper gegen die Phase I eher bei chronischen Infektionen auftreten, zeigen Phase-II-Antikörper eine akute Infektion an. Dieser Widerspruch zur beschriebenen Infektiosität (nur Phase-I-Erreger gelten als virulent) wird durch die stärkere Immunogenität des Phase-II-LPS erklärt, das auch bei Phase-I-Coxiellen vorkommt [135]. Ein vierfacher Titeranstieg in zwei Serumproben im Abstand von 3–6 Wochen gilt als beweisend für die Infektion [136]. Eine Übersicht der typischen Konstellationen zeigt Tabelle 21.

Mittels ELISA und indirektem Immunfluoreszenztest kann eine Differenzierung zwischen spezifischen IgG-, IgA- und IgM-Antikörpern erfolgen. Dadurch kann nicht komplementbindendes IgM bereits in der ersten Krankheitswoche nachgewiesen werden. ***Der isolierte PH2-IgM-Nachweis spricht für eine akute Infektion, der Nachweis von PH2-IgM und IgG für eine Akutphase oder frühe Rekonvaleszenz. Gleichzeitig vorliegende hohe PH1-Antikörpertiter weisen auf ein persistierendes***

(chronisches) Q-Fieber hin. Bei Letzterem können auch IgM-Antikörper persistieren.

Zu beachten ist, dass die IgM-Titer bei positivem Rheumafaktor (Autoantikörper gegen Gammaglobulin) falsch-positiv oder zu hoch sein können. Vor der IgM-Testung muss daher das Patientenserum in allen Fällen mit Rheumafaktor-Adsorbens vorbehandelt werden [137].

Die früher fast ausschließlich verwendete KBR (Dade-Behring, Marburg) ist aufgrund mangelnder Sensitivität in der Frühphase der Infektion und wegen ihrer aufwändigen Durchführung als Screeningtest ***nicht mehr zu empfehlen*** [138].

Als Suchreaktion sind die verfügbaren hoch spezifischen und sensitiven ELISAs (z. B. Virion/Serion, Würzburg) sinnvoll, insbesondere wegen der Schnelligkeit der Methode und der Möglichkeit zur Automatisierung. Jedoch sollten reaktive Seren anschließend durch indirekte Immunfluoreszenz-Teste (serologische Referenzmethode) bestätigt werden [139]. Hierfür stehen kommerzielle Testkits zur Verfügung (z. B.: Viva, Köln; Genzyme-Virotech, Rüsselsheim; BioMerieux, Nürtingen). ***Bei allen serologischen Testverfahren ist auf mögliche Kreuzreaktionen mit antigenverwandten Spezies, insbesondere Legionellen und Bartonellen, zu achten*** [107].

Tabelle 21: Serologische Konstellationen des Q-Fiebers

	IgM		**IgG**		**IgA**	
Phase	I	II	I	II	I	II
Akut	neg./pos. < II	> **1:50***	neg./pos. < II	> **1:200***	pos./neg.	pos./neg.
Chronisch	pos./neg.	pos./neg.	> **1:800***	pos.	(> 1:100)	pos. ≤ I

*pathognomonisch für eine akute bzw. chronische *C. burnetii*-Infektion, nach: [107, 140]

6.5.6 Kritische Wertung

Fast immer erfolgt der Infektionsnachweis serologisch. Die angebotenen kommerziellen Systeme sind dafür gut geeignet. Die PCR spielte bisher nur bei speziellen Fragestellungen im Zusammenhang mit chronischen Infektionen eine Rolle. Aktuell wird der zusätzliche Einsatz der PCR aus Serum zum Frühnachweis einer akuten Infektion diskutiert (s. Kap. B 6.5.4). Hier gibt es aber derzeit noch keine zertifizierten Verfahren.

Die Zellkulturtechnik stellt eine verhältnismäßig arbeits- und zeitaufwendige Methode zum Nachweis des Q-Fieber-Erregers dar, die zudem hohe Anforderungen an die Laborsicherheit (Labor der Schutzstufe 3) stellt. Im Vergleich zu anderen Methoden (PCR) gilt die Zellkulturtechnik i. d. R. als weniger sensitiv. Trotz dieser Nachteile hat die Zellkultur aber auch weiterhin ihre Berechtigung, da sie erfahrungsgemäß manchmal die einzige Methode ist, mit dem der Erreger nachgewiesen werden kann (z.B. bei sehr geringer Erregermenge oder beim Vorliegen von PCR-Inhibitoren). Darüber hinaus ist sie neben den molekularbiologischen Verfahren die Grundlage für die weitere Typisierung des Erregerisolates, die die Voraussetzung für weitere infektionsepidemiologische Untersuchungen ist.

Die Typisierung von Isolaten (RFLP, MLST, VNTR) bleibt Speziallaboratorien vorbehalten. Im Rahmen der Untersuchung möglicher Anschläge ist die Typisierung von großer Bedeutung.

Konsiliarlaboratorium für *Coxiella burnetii* (Humanmedizin):
Landesgesundheitsamt Baden-Württemberg
Referat 93, Sachgebiet 5: Infektiologie
Nordbahnhofstr. 135
70191 Stuttgart
www.rp.baden-wuerttemberg.de

Nationales Referenzlabor für Q-Fieber (Veterinärmedizin):
Friedrich-Loeffler-Institut
Institut für Epidemiologie
Seestr. 55
16868 Wusterhausen
www.fli.bund.de

Spezialisiertes Labor:
Institut für Mikrobiologie der Bundeswehr
Neuherbergstr. 11
80937 München

7 Francisella tularensis (Hasenpest)

Wolf D. Splettstoesser, Alexander Rakin, Heinrich Neubauer

7.1 Eigenschaften des Erregers

Francisella tularensis ist ein kleines, pleomorphes, gramnegatives, unbewegliches Bakterium. Das Wachstum ist strikt aerob. Die Gattung *Francisella* umfasst die Spezies *F. philomiragia* und *F. tularensis*. Aufgrund epidemiologischer, biochemischer und genotypischer Merkmale werden für Letztere gegenwärtig **vier Subspezies** unterschieden: *F. tularensis tularensis* (Jellison Typ A), *F. tularensis holarctica* (Jellison Typ B), *F. tularensis mediasiatica* und *F. tularensis novicida*. Bei *F. tularensis holarctica* werden drei verschiedene Biovare abgegrenzt; diese Unterteilung ist jedoch diagnostisch und klinisch nicht relevant [141].

Die ersten drei Subspezies rufen nach Exposition das Krankheitsbild der Tularämie (Hasenpest) hervor: Sie sind mit immunologischen Methoden nicht unterscheidbar, weisen aber **große Unterschiede hinsichtlich ihrer Virulenz** auf. ***Nur Infektionen mit der Subspezies F. tularensis zeigen regelhaft einen schwereren Verlauf*** und sind, in Abhängigkeit von Krankheitsform und Therapie, mit einer Letalität von 10–30% behaftet [142].

Die **Virulenzfaktoren,** die entscheidend zur Pathogenese der Tularämie beitragen und die die extrem niedrige Infektionsdosis erklären könnten, sind bislang unzureichend untersucht. *F. tularensis* ist ein fakultativ intrazellulärer Erreger, der sich überwiegend in Makrophagen vermehrt. Die Rollen der ungewöhnlichen Lipopolysaccharid(LPS)-Struktur und der *in vivo* gebildeten Kapsel sind nicht befriedigend geklärt [143, 144].

Die **Tenazität** des Erregers ***ist hoch.*** *F. tularensis* ist ***insbesondere bei niedrigen Temperaturen für Tage bis Wochen in Kadavern, Wasser und Schlamm überlebensfähig***. Aus gefrorenem Material kann das Bakterium sogar nach Monaten und Jahren noch angezüchtet werden [141, 145, 146]. ***Andererseits*** ist *F. tularensis* ***gegenüber allen herkömmlichen*** **Desinfektionsverfahren** ***sehr empfindlich.*** Bei Temperaturen über 60 °C wird *F. tularensis* innerhalb weniger Minuten abgetötet.

Epidemiologie und Übertragungswege

Die Tularämie ist eine klinisch schwer verlaufende bakterielle Zoonose, die neben dem Menschen eine Vielzahl von Säugetierspezies, Vögeln, Fischen und Amphibien befallen kann. Während kleine Nagetiere lange Zeit als das natürliche **Reservoir** angesehen wurden, mehren sich Zweifel an dieser Theorie, da diese Tiere i.d.R. sehr rasch an der Infektion versterben und eine lang anhaltende Ausscheidung der Erreger nur selten dokumentiert wurde. Von einigen Autoren wird eine ähnliche Epidemiologie wie bei *Legionella* spp. postuliert, wo eine Persistenz und intrazelluläre Vermehrung in frei lebenden Amöben nachgewiesen ist.

Natürliche Infektionen bei Mensch oder Tier sind auf verschiedene, nur unzureichend charakterisierte Endemiegebiete in der nördlichen Hemisphäre beschränkt. Anekdotische Berichte über Auftreten in Nordafrika, Mittel- oder Südamerika sind nicht sicher bestätigt oder stellten sich bei näherer Untersuchung als falsch heraus.

In den **USA** werden jährlich ca. 130 humane Fälle an Tularämie gemeldet. Hier überwiegt der Nachweis von *F. tularensis tularensis,* obwohl auch die Subspezies *F. tularensis holarctica* hier endemisch vorkommt. In **Europa, Asien und Japan** wird die Tularämie überwiegend durch *F. tularensis holarctica* verursacht, wobei in Zentralasien auch *F. tularensis mediasiatica* nachgewiesen wurde. Ein deutliches Nord-Süd-Gefälle charakterisiert die Verteilung in Europa. Schweden und Finnland weisen hier die Mehrzahl der Fälle auf. Allerdings kam es in den letzten fünf Jahren auch zu größeren Epidemien in Bulgarien, dem Kosovo [147], Spanien und der Türkei, wo jeweils mehrere hundert Patienten betroffen waren.

Alarmierend ist der erstmalige Nachweis der hochvirulenten Subspezies *F. tularensis tularensis* (Typ A) in Europa vor wenigen Jahren [148]. Hier wurde diese Subspezies aus Zecken in der Slowakei und Österreich isoliert, ihre Herkunft ist unbekannt. Epidemiologische Untersuchungen zur weiteren Verbreitung dieser „amerikanischen" Subspezies in Europa fehlen allerdings.

In* Deutschland *ist die gemeldete Tularämie eine Rarität. Anfang und Ende der 1950er-Jahre kam es noch zu einem gehäuften Auftreten der Tularämie in Schleswig-Holstein (Gebiet der Eidermündung), Mecklenburg-Vorpommern (Landkreis Rostock, Uckermark), Brandenburg (nördlich von Berlin) und Bayern (unteres Maintal, Taubertal). Seit den 1960er-Jahren werden nur noch 0–5 Fälle pro Jahr bei Menschen beschrieben, wobei die Erkrankung aufgrund der variablen Klinik vermutlich häufig unerkannt bleibt. Über die heutige epidemiologische Situation und die Verbreitung in Wildtieren (Nagern) gibt es so gut wie keine Daten.

Übertragungswege des Erregers (Tab. 22) ***sind Haut- oder Schleimhautkontakt mit infektiösem Tiermaterial, Verzehr von nicht ausreichend erhitztem, kontaminiertem Fleisch (Hasen), Aufnahme von kontaminiertem Wasser*** oder anderen kontaminierten Lebensmitteln, Inhalation von infektiösem Staub (aus Erde, Stroh oder Heu), Stich oder Biss durch kontaminierte/infizierte blutsaugende Parasiten (Zecken, Mücken, Stechfliegen). Die **Infektionsdosis** ist im Vergleich zu anderen bakteriellen Erregern extrem gering. 10–50 Bakterien sind ausreichend, um eine Infektion auch beim Menschen hervorzurufen [149].

Laborinfektionen können beim Umgang mit den Erregern oder bei der Inhalation von erregerhaltigem Aerosol auftreten (Tierversuch) [150]. **Mensch zu Mensch Übertragungen** ***sind nicht belegt*** und, wenn sie überhaupt vorkommen, absolute Raritäten. Die **Inkubationszeit** beträgt, abhängig von der Infektionsdosis, dem Infektionsweg und der Virulenz des Erregerstammes i.d.R. 3–5 Tage (Spannbreite 1–21 Tage).

Tabelle 22: Übertragungswege von *Francisella tularensis*

Prinzipieller Übertragungsweg	Details des Übertragungsweges	Natürliche Übertragung	Laborübertragung
Kontakt			
	Haut, Bindehaut	✓	✓
	Ingestion	✓	✓
Aerogen			
	Aerosole	✓	✓
	Staub	✓	knv
Inokulation			
	Vektoren	✓	knv
	Verletzung	✓	✓
	Iatrogen	∅	p

Interindividueller Übertragungsweg	Art der Übertragung	Natürliches Vorkommen dieser Übertragung
Mensch zu Mensch		
	Kontakt	knv
	aerogen	knv
Tier zu Mensch		
	Kontakt	✓
	aerogen	✓

✓(kommt vor); knv (kommt nicht vor); p (plausibel, aber bisher nicht beschrieben); ∅ (entfällt)

7.2 Krankheitsbild, Therapie und Prophylaxe

Neben klassischen Allgemeinsymptomen (hohes Fieber, Schüttelfrost, Unwohlsein, Kopf-/Muskel- und Gliederschmerz) ***kann das klinische Bild bei Tularämie sehr vielfältig sein.*** In Abhängigkeit von der Eintrittspforte, der Virulenz der Erreger und der Infektionsdosis können bei natürlichen Infektionen folgende Formen auftreten [142]:

- **Ulcero-glanduläre Form** (45–85%): Schmerzhafte Hautulzeration an der Eintrittspforte, Fieber, regionale Lymphknotenschwellung, Schüttelfrost, Kopf- und Gliederschmerzen, weitere Hautaffektionen (Erythema nodosum, makulopapuläres Exanthem).
- **Glanduläre Form** (10–25%): Wie oben beschrieben, allerdings ohne primäre Hautulzeration.
- **Pulmonale Form** (< 5%): Bronchopneumonie, Schweißausbrüche, Gewichtsverlust. Seltener extrapulmonale Beteiligung mit Pleuritis und Pleuraerguss, Hilusvergrößerung und schleimig-eitrigem, gelegentlich blutigen Sputum.
- **Oro-pharyngeale Form** (< 5%): Infiltrate, Beläge und Geschwüre im Pharynx und an den Tonsillen, submandibuläre Lymphknotenschwellung.
- **Okulo-glanduläre Form** (< 5%): Meist einseitige Konjunktivitis, Lidödem, Lichtscheu und Tränenfluss, Ödem und präaurikuläre Lymphknotenschwellung (Parinaud-Syndrom).
- **Abdominelle oder typhoidale Form** (< 5%): Erbrechen, Durchfall, Obstipation, Darmblutungen, Schwellung mesenterialer Lymphknoten. Häufig sekundäre Pneumonie, Übergang in septisches Krankheitsbild.

Die Vielfalt der klinischen Symptomatik verzögert die klinische Diagnose häufig. ***Bei einer Aerosolexposition (biologischer Anschlag) überwiegen im Gegensatz zur natürlichen Infektion die vier letztgenannten Krankheitsformen.***

Als **Differenzialdiagnosen** kommen fieberhafte Erkrankungen in Frage: Aktinomykose, abszedierende Pneumonien (Mischinfektionen), Bartonellose, Beulenpest, Brucellose, Chlamydien-Pneumonien, Legionellose, Lungenmykosen, Lungenpest, Lymphadenitis (Streptokokken, Staphylokokken), Melioidose, Milzbrand, Mononukleose, Mumps, Mykoplasma-Pneumonie, Q-Fieber, Rickettsiosen, Rotz, Sporotrichose, Syphilis, Tuberkulose, Typhus, Yersiniose/Pseudotuberkulose.

Die kausale **Therapie** besteht in der ***frühzeitigen Antibiotikagabe (Streptomycin 30 mg/kg/Tag i.m. für 10 Tage). Alternativ*** kommt ***Gentamicin*** (3–5 mg/kg/Tag für 10–14 Tage) in Frage. ***Tetrazyklin*** (2 g/Tag über mindestens 14 Tage) sind ebenfalls wirksam, jedoch hinsichtlich der Keimelimination gegenüber Streptomycin unterlegen. Als Reservemedikament ist, insbesondere bei Meningitis, ***Chloramphenicol*** (50–100 mg/kg/Tag) in Kombination mit Streptomycin einsetzbar. In vitro zeigen besonders ***Fluorochinolone*** eine sehr gute Wirksamkeit, erste klinische Daten mit Ciprofloxacin scheinen dies zu bestätigen [151]. ***Die β-Laktam-Antibiotika, einschließlich der Carbapeneme und Piperacillin/Tazobactam, sind unwirksam.*** Da die letztgenannten Medikamente häufig in der Intensivmedizin bei schwer verlaufenden Pneumonien oder Sepsis angewendet werden, ist eine rechtzeitige Diagnosestellung der Tularämie wichtig. Intensivmedizinische Maßnahmen sind bei septischem Schock und ARDS erforderlich.

Als **Postexpositionsprophylaxe** wird die ***Gabe von Doxycyclin (2 × 100 mg/Tag p.o.) oder Ciprofloxacin (2 × 500 mg/Tag p.o.) über 14 Tage empfohlen*** [149]. Klinische Daten über die Wirksamkeit dieser Maßnahmen beim Menschen liegen allerdings nicht vor. Eine ältere Studie deutet auf die Wirksamkeit einer Postexpositionsprophylaxe mit Tetrazyklin hin [152]. Ein **Impfstoff** ist ***gegenwärtig nicht verfügbar.*** Die natürliche Infektion hinterlässt keine komplette Immunität.

7.3 Risikobewertung und Besonderheiten als BT-Agens

F. tularensis tularensis ist in die **Risikogruppe 3** gemäß BioStoffV eingestuft, die anderen drei Subspezies von *F. tularensis* gehören zur Risikogruppe 2. Bei Verdacht auf Tularämie ist grundsätzlich zunächst die **Schutzstufe 3** einzuhalten (s. Kap. A 3.1). Sofern sich ein Nachweis von *F. tularensis holarctica* oder *F. tularensis mediasiatica* ergibt, kann auf Schutzstufe 2 weitergearbeitet werden.

Sofern sich im Rahmen der unter Bedingungen der Schutzstufe 2 durchgeführten Routinediagnostik ein Verdacht auf *F. tularensis tularensis* ergibt, ist die Arbeit unter Bedingungen der Schutzstufe 3 fortzusetzen oder das Material an ein spezialisiertes Labor weiterzuleiten.

F. tularensis tularensis ist ***eine der häufigsten Ursachen schwerer*** **Laborinfektionen** [153, 154]. Nur wenige Keime (< 50 KBE) reichen aus, um eine Infektion auszulösen.

Der kulturelle Nachweis von F. tularensis hat in Deutschland Seltenheitswert. Ende 2004 wurde erstmals seit ca. 40 Jahren ein *F. tularensis*-Stamm in Deutschland isoliert [155]. ***Fast immer erfolgt die Diagnose der wenigen, in Deutschland registrierten Fälle serologisch, d.h. durch den Nachweis spezifischer Antikörper, die frühestens 10–14 Tage nach Infektion auftreten.***

Im Rahmen eines Ausbruchgeschehens nach gezielter Freisetzung (biologischer Anschlag) ist dieses Zeitfenster jedoch zu groß, um effektive therapeutische, prophylaktische oder antiepidemische Maßnahmen einzuleiten. Daher sollte, bei entsprechendem Verdacht, frühzeitig das Konsiliarlabor eingeschaltet werden, das zusätzlich über molekularbiologische und immunologische Verfahren zum Direktnachweis verfügt.

Aufgrund seiner **extremen Infektiosität** und der **Stabilität in der Umwelt** ist *F. tularensis* ***für den Einsatz als BT-Agens besonders geeignet*** [149]. Wegen der höheren Virulenz ist die Verwendung von Stämmen der Subspezies *F. tularensis tularensis* zu erwarten. Bereits während des Zweiten Weltkriegs führten japanische Forscher Versuche mit *F. tularensis* als biologischem Kampstoff durch. Von 1950 bis 1973 entwickelten, produzierten und lagerten die US-Streitkräfte biologische Waffen, die *F. tularensis* freisetzen konnten. Die ehemalige Sowjetunion hatte ebenfalls *F. tularensis* waffenfähig gemacht, ihr Arsenal umfasste zusätzlich **antibiotika- und vakzinresistente Stämme.**

Nach einer Studie der WHO könnte die aerosolförmige Ausbringung von 50 kg virulenter *F. tularensis*-Bakterien in einer urbanen Umgebung mit 5 Millionen Einwohnern etwa 250.000 Erkrankungen und 19.000 Todesfälle zur Folge haben [149]. Das jüngste Auftreten von Typ-A-Stämmen in Europa und die ungewöhnlichen Epidemien 1998–2000 im Kosovo – im zeitlichen Zusammenhang mit kriegerischen Auseinandersetzungen [147] – unterstreichen die Notwendigkeit, geeignete epidemiologische und labordiagnostische Verfahren bereit zu halten, um natürliche Infektionen von bioterroristischen Anschlägen unterscheiden zu können.

Meldepflicht

Gemäß § 7 IfSG ist beim **Menschen** der Nachweis von *F. tularensis* meldepflichtig. Weiterhin besteht auch bei **Tieren** gem. § 78a Abs. 2 TierSG Meldepflicht bei Auftreten der Krankheit oder Nachweis des Erregers.

7.4 Probengewinnung und Transport

Bei **Proben von Mensch und Tier** sind zum Direktnachweis oder zur Isolierung Blut (Nativ, EDTA, Citrat), Blutkulturen, Biopsiematerial (Hautulkus), Gewebeproben (Lymphknoten), Lymphknotenpunktate, respiratorische Proben (BAL-Spülflüssigkeit, Pleurapunktat, Sputum) und Abstriche (Ulkus, Tonsillen) geeignet. Auch aus bereits fixierten Gewebeproben lässt sich *F. tularensis* immunhistochemisch und molekularbiologisch nachweisen.

Als **Umweltproben** sind Abstriche und Spülungen von kontaminierten Flächen, Urin und Fäzes von Nagern, Wasser, Luftkeimsammelfilter, Zecken, Mücken und weitere blutsaugende Arthropoden für Untersuchungen mittels PCR oder Tierversuch geeignet [156].

Der **Probentransport** sollte ohne Zeitverzögerung an ein geeignetes Speziallaboratorium erfolgen. Direkte Inokulation auf Spezialnährböden, Zusatz von Antibiotika zu bakteriellen Transportmedien oder aber Transport in gefrorenem Zustand (Organmaterial, Punktat, Bioptate) können den kulturellen Nachweis erleichtern [146, 155]. Wegen der erforderlichen verlängerten Bebrütungszeit sollte das Labor vorab informiert werden.

Medizinisches Untersuchungsmaterial von Menschen und Tieren ist als „Biologische Probe, Kategorie B“ (UN 3373) zu transportieren (s. Kap. A 5.3). Gleiches gilt für natürliche Umweltproben wie Boden und Wasser.

Für angereicherte **Kulturen** und **Proben mit bioterroristischem Hintergrund** gilt die Kategorie A „Ansteckungsgefährlicher Stoff, gefährlich für Menschen“ (UN 2814). Diese Proben müssen dem untersuchenden Labor vorab angekündigt werden.

7.5 Labordiagnostik

7.5.1 Mikroskopischer Nachweis

Im **Direktpräparat** finden sich nach Gramfärbung ***sehr kleine, zarte, pleomorphe, gramnegative, häufig schlecht angefärbte kokkoide Stäbchen.*** Die Sensitivität dieser Methode ist in Blut, Tupfpräparaten von Biopsien oder Sputum aufgrund des Hintergrundes jedoch stark eingeschränkt. Allerdings erleichtert die Verwendung Fluorochrom-markierter, poly- oder monoklonaler Antikörper in Verbindung mit der Fluoreszenzmikroskopie den Nachweis von *F. tularensis* in diesen Materialien [157]. Die **Immunelektronenmikroskopie** und die **Immunhistochemie** sind ebenfalls geeignet, den Erreger in Sputum, Eiter oder in histologischen Gewebeschnitten zu detektieren [158, 159].

7.5.2 Kultureller Nachweis

Die Anzüchtung von *F. tularensis* ist unter Verwendung von Cystein-haltigen Medien möglich (Cystein-Herz-Agar mit 10% Schafblut; Glucose-Cystein-Agar) [160].

Bei klinischen Proben ist es sinnvoll, das übliche Anlageschema lediglich um ein Cystein-haltiges Medium (GC-Agar, Schokoladenagar supplementiert mit 1% Iso-Vitalex oder BCYE-Agar) [161] ***zu ergänzen.***

Muss mit einer **Kontamination durch Standortflora** gerechnet werden (Haut-, Tonsillenabstriche, Sputum, BAL), kann die Verwendung von angereicherten Selektivmedien zur Anzucht von Gonokokken (Thayer-Martin-Agar) erfolgreich sein [162]. Gute Ergebnisse liefert auch ein *Francisella*-spezifischer Selektivagar (Blut-Cystein-Agar mit Colistin, Amphotericin, Lincomycin, Trimethoprim und Ampicillin) [146]. Alternativ kann das Wachstum der Begleitflora auch durch Auflegen von Antibiotika-Blättchen (Aztreonam, Vancomycin, Colistin) reduziert werden.

Da die übliche Anreicherung in Flüssigmedien (Thioglycolat-Bouillon, modifizierte Müller-Hinton-Bouillon) fast nie gelingt, ***sollte aus primär sterilen Körperregionen gewonnenes Material (Pleurapunktat, Lymphknotenaspirat)*** besser in **Blutkulturflaschen** ***verimpft werden*** [163]. Die gängigen automatisierten Blutkultursysteme und die dafür entwickelten Blutkulturflaschen (BACTEC^{TM}, Aerobic Plus/F, BacT/Alert^{TM} Aerobic FA) sind gut geeignet [164–167].

Die Anzucht von *F. tularensis* erfordert eine **verlängerte Bebrütungszeit.** Besonders auf Selektivmedien wird eine ***Mindestbebrütungszeit von 10 Tagen empfohlen***. Gewöhnlich ***nach 2- bis 7-tägiger aerober Bebrütung bei 37 °C bilden sich 1–2 mm große, runde, feuchte, blaugraue bis weißliche, opake Kolonien.*** Bei der primären Anzucht wächst *F. tularensis* häufig auch auf normalem Blutagar (Columbia-Agar), diese Fähigkeit geht meist jedoch nach 1–2 Passagen verloren. *F. tularensis* wächst nicht auf MacConkey- oder Eosin-Methylenblau-Agar.

Biochemische Identifizierung

Ergibt die Ablesung der angesetzten Kulturmedien einen Anfangsverdacht (schwaches Wachstum auf Blut, kein Wachstum auf MacConkey, gutes Wachstum auf Cystein-haltigen Medien, typische Morphologie, passendes Grampräparat) werden die Platten mit Parafilm verschlossen, um ein versehentliches Öffnen zu verhindern.

Zusätzlich lassen sich einfache **biochemische Schnellreaktionen** durchführen, um den initialen Verdacht zu erhärten oder aber das Vorliegen von *F. tularensis* auszuschließen. *F. tularensis* ist stets Oxidase-negativ, schwach Katalase-positiv, β-Lactamase-(Cefinase-)positiv, Urease-negativ und zeigt keine Abhängigkeit von Faktor X oder V (Verwechslungsgefahr mit *Hämophilus*). ***Kommerzielle manuelle oder mechanisierte Systeme zur biochemischen Charakterisierung sind für F. tularensis generell ungeeignet.*** Lediglich das Microlog-Microstation-System (Biolog Inc., Hayward, USA) verfügt über ein entsprechendes Profil und die benötigte Datenbank [145]. ***Zusätzlich kann die* Objektträgeragglutination *mit einem kommerziell erhältlichen Antiserum*** (BD Diagnostic-Systems, Sparks, USA) ***zur vorläufigen Identifizierung herangezogen werden.***

Antibiotika-Resistenztestung

Die Empfindlichkeitsprüfung ist mit mehreren Verfahren möglich, allerdings liegen für *F. tularensis* keine standardisierten Grenzwerte vor. Relativ einfach ist der Etest® (AB BIODISK, Schweden) auf Cystein-Herz-Agar mit 10% Schafblut [168]. Auch die Verwendung einer modifizierten Müller-Hinton-Bouillon als Flüssigmedium ist für die MHK-Bestimmung geeignet [169]. Die dabei ermittelten Werte korrelieren gut mit dem in vivo beobachteten Resistenzmuster.

7.5.3 Antigennachweis

Neben der Objektträgeragglutination besteht der erste Test zur schnellen Identifizierung in der direkten* Fluoreszenz-Färbung *mit monoklonalen Antikörpern. Die Verwendung monoklonaler Antikörper eliminiert das in früheren Arbeiten beschriebene Problem, dass *F. tularensis* Antigengemeinschaften mit Brucellen, Salmonellen, Legionellen und *Yersinia enterocolitica* 0:9 aufweist [170, 171]. Die immunologische Untersuchung erlaubt jedoch keine Unterscheidung der drei pathogenen Subspezies von *F. tularensis*.

Das LPS von *F. tularensis* kann in klinischem Material oder in Umweltproben mittels ELISA nachgewiesen werden [172, 173]. Jedoch sind die kommerziell erhältlichen Schnelltests (Tetracore Inc., Gaithersburg, USA) von ungenügender Sensitivität und Spezifität.

7.5.4 Nukleinsäurenachweis

Die meisten publizierten PCR-Protokolle verwenden Genabschnitte (*tul*4, *fop*A), die für Membranproteine kodieren [174]. Auch wenn die PCR in einigen Arbeiten der Kultur oder immunologischen Verfahren überlegen waren, ***muss die klinische Anwendung zurückhaltend beurteilt werden***. Abgesehen von Einzelfallberichten [175, 176], haben bisher nur zwei Arbeiten [177, 178] in größeren Serien die PCR mit der Kultur und serologischen Untersuchungen verglichen. In beiden Studien war die PCR zwar labordiagnostisch der Kultur überlegen, erreichte aber trotzdem nur eine klinische Sensitivität von etwa 75% (bezogen auf Patienten, bei denen sowohl klinisch als auch immunologisch eine Infektion retrospektiv bestätigt wurde).

Darüber hinaus konnte mit ähnlichen PCR-Verfahren *F. tularensis* erfolgreich in Umweltproben (Brunnenwasser, Vektoren) nachgewiesen werden.

Eine Echtzeit-Multiplex-PCR wurde für TaqMan® und LightCycler® etabliert. Nachgewiesen werden die beiden o.g. Gene der Membranproteine sowie das Gen für ein 23kDa-Protein (*23kDa*) und ein Multicopy-IS-Element von *F. tularensis* (*ISFtu2*). Dieses Verfahren gilt im Hinblick auf seine technische Spezifität (Untersuchung von Stämmen anderer Spezies) und das Detektionslimit als vielversprechend [179]. Seit Kurzem steht auch ein kommerzielles LightCycler® Kit (Light-Mix *Francisella*, TibMolBiol, Berlin) zur Verfügung, das allerdings noch keine CE-Zertifizierung trägt.

Zwei TaqMan®-Methoden wurden für ein tragbares, feldtaugliches PCR-Gerät (Bioseeq, Smith Detection, Edgewood, USA) etabliert [180]. Diese Verfahren sind allerdings bisher nur mit Mäuse-Organproben evaluiert.

Alternativ zur spezifischen PCR kann der Nachweis auch mit Hilfe universeller Primer aus dem 16S-rRNA-Gen mit anschließender Sequenzierung des Amplifikats geführt werden, das dann mit der Sequenz von *F. tularensis* abgeglichen wird. Dieses Verfahren ist für die Diagnostik der Tularämie gut geeignet.

Zur Unterscheidung der Subspezies von *F. tularensis* können Primer für die *„region of differentiation 1“* (RD1) verwendet werden [181, 182]. Eine systematische Evaluierung der Methode steht allerdings noch aus.

Da Ende 2004 erstmals die komplette Genomsequenz von *F. tularensis tularensis* veröffentlicht wurde, sind demnächst zuverlässigere Verfahren für die PCR-Diagnostik zu erwarten.

7.5.5 Serologie

Moderne ELISA-Verfahren besitzen ausreichende Sensitivitäten und Spezifitäten [183, 184] und erlauben die Differenzierung von IgA, IgM und IgG. Die Antikörper zeigen sich 5–10 Tage nach Symptombeginn. Empfehlenswert ist die Kombination eines ELISA zum Screening mit einem Immunoblotverfahren zur Bestätigung [185].

Mit dieser Kombination werden klinische Sensitivitäten und Spezifitäten von über 99% erreicht.

In der Vergangenheit erfolgte die serologische Diagnostik meist mit Hilfe der Serumlangsamagglutination [186]. Hierbei ist die **Mikroagglutination** unter Verwendung eines (kommerziell erhältlichen) gefärbten Antigens der Röhrchenagglutination überlegen. ***Frühestens 8 Tage nach Infektionsbeginn fällt die Langsamagglutination positiv aus. Nur ein Titeranstieg über mindestens vier Stufen kann als Beleg für eine Infektion mit F. tularensis angesehen werden.*** Wegen der Antigenverwandtschaft mit Brucellen ist bei diesen alten Verfahren stets eine Verdünnungsreihe mit *Brucella*-Antigen mitzuführen.

Noch ältere serologische Verfahren sind der indirekte Hämagglutinationstest und die Komplementbindungsreaktion, die jedoch wegen geringer Sensitivität und Spezifität nicht mehr angewendet werden sollten.

7.5.6 Sonstige Verfahren

Über die beschriebenen Verfahren hinaus stehen Referenzlabore mit entsprechender Ausstattung und Stammsammlung weitere Methoden zur Verfügung.

Die **Fettsäureanalytik** (Midi, Midi Inc., USA) erlaubt aufgrund des einzigartigen Fettsäureprofils von *F. tularensis* eine zuverlässige Identifizierung [187].

Für die **Typisierung auf Stammebene** kommt die MLVA (Multi Locus Variable Number of Tandem Repeats Analysis) in Frage. Deren Diskriminierungsvermögen liegt derzeit jedoch erst bei 80–95%, was für forensische Fragen unbefriedigend ist [188].

Zur Bestimmung der Virulenz, der Antibiotikaresistenz sowie für die meisten Typisierungsverfahren muss das Isolat in Reinkultur vorliegen, daher ist stets eine Anzucht von *F. tularensis* anzustreben. Wenn dies mit den herkömmlichen Verfahren nicht gelingt, kommt ein diagnostischer **Tierversuch** mit Mäusen oder Meerschweinchen in Frage [145].

Zum Nachweis einer vorangegangenen Exposition oder Immunisierung kann auch die **spezifische zelluläre Immunität** bestimmt werden. Dieses Verfahren ist gelegentlich auch noch bei seronegativen Patienten (Absinken der Antikörperspiegel unter die Nachweisgrenze) erfolgreich [189, 190].

7.5.7 Kritische Wertung

Die sichere Diagnose der Tularämie kann nur durch Kultur des Erregers aus einer Patientenprobe gestellt werden. Auch ein mindestens vierfacher Titeranstieg im ELISA bei der Untersuchung eines Serumpaares kann als Beleg für eine akute Tularämie angesehen werden.

Der Nachweis der hochvirulenten Subspezies F. tularensis tularensis in Deutschland ist hochverdächtig für eine artifizielle Freisetzung dieses Erregers. Trotzdem ist aufgrund fehlender epidemiologischer Daten für Deutschland zunächst eine genaue Untersuchung notwendig, da eine natürliche Ursache (Einschleppung aus der Slowakei, Österreich) nicht völlig ausgeschlossen werden kann.

Aufgrund der in Deutschland niedrigen Inzidenz (1–2 Fälle pro Jahr) ist auch jede Gruppenerkrankung bzw. statistische Häufung von Tularämiefällen zunächst als verdächtig für einen bioterroristischen Anschlag anzusehen und muss daher epidemiologisch und ggf. kriminaltechnisch überprüft werden. Dies gilt insbesondere dann, wenn es sich nicht um die häufigere ulcero-glanduläre Form der Erkrankung handelt.

Die diagnostischen Möglichkeiten dazu wurden in den letzten Jahren erheblich verbessert, allerdings ist das Stammdiskriminierungsvermögen molekularer Typisierungsverfahren, im Gegensatz zu anderen Erregern, bei *F. tularensis* noch nicht ausreichend, so dass die Aufklärung von epidemiologischen Zusammenhängen und Infektionsketten nur eingeschränkt möglich ist [191].

Nach der Falldefinition des RKI reicht auch der einmalige Nachweis eines deutlich erhöhten Wertes, z.B. im ELISA, aus. Nach Ansicht der Autoren sollte auf dieser Basis jedoch allenfalls eine vorläufige Verdachtsdiagnose gestellt werden.

Konsiliarlaboratorium für Tularämie:
Institut für Mikrobiologie der Bundeswehr
Neuherbergstr. 11
80973 München
Tel.: (089) 31 68 29 18

8 Rickettsia prowazekii (Fleckfieber)

Roman Wölfel, Bernhard Fleischer

8.1 Eigenschaften des Erregers

Rickettsia (R.) prowazekii ist der Erreger des Fleckfiebers (syn. Typhus exanthematicus, epidemisches Fleckfieber, klassisches Fleckfieber). Es handelt sich um ein ***kleines, kokkoides bis stäbchenförmiges Bakterium*** mit einer Zellwand von gramnegativer Struktur [192, 193]. Seine Länge von 0,3–1 µm liegt an der Grenze der Auflösung des Lichtmikroskops und nahe an der Größe der Pockenviren. ***Wie Viren kann R. prowazekii nur in lebenden Zellen kultiviert werden.***

Die **Tenazität** des Erregers ist variabel und abhängig von Umweltfaktoren. Extrazelluläre Rickettsien sind sehr empfindlich gegen Umwelteinflüsse. ***Bei Temperaturen von 2–4 °C sind Rickettsien 1–4 Tage lebensfähig. In trockenem Läusekot kann R. prowazekii bei Zimmertemperatur und normaler Luftfeuchtigkeit bis zu 35 Tage, bei 4–5 °C bis zu sechs Monate überleben.*** Bei Temperaturen von 39–45 °C werden Rickettsien in feuchtem Zustand innerhalb von 60–90 min abgetötet.

Rickettsien zeigen eine ***gute*** **Desinfektionsmittelempfindlichkeit.** Geeignet sind alle Desinfektionsmittel des Wirkbereichs A der Liste der vom Robert-Koch-Institut geprüften und anerkannten Desinfektionsmittel und -verfahren.

Epidemiologie und Übertragungswege

Historisch als „Kriegs-, Hunger- oder Gefängnistyphus“ bekannt, forderte das Fleckfieber insbesondere während der Kriege zehntausende Tote bei Soldaten und Zivilbevölkerung [194, 195].

Das epidemische Fleckfieber gilt als **Anthroponose,** d.h. der ***Mensch ist alleiniges Reservoir für R. prowazekii.*** Der Nachweis von *R. prowazekii* in afrikanischen Haustieren (Esel, Kamel, Schwein, Ziege, Zebus) und in nordamerikanischen Flughörnchen scheint nur eine begrenzte Bedeutung zu besitzen, da sich Beziehungen zu Fleckfieberepidemien bisher nicht nachweisen ließen [196, 197].

Die **Kleiderlaus** ***Pediculus humanus corporis nimmt den Erreger beim Saugen von infektiösem Blut eines Fleckfieberkranken auf.*** Obwohl sich *R. prowazekii* auch in der Kopflaus (*Pediculus humanus capitis*) und der Filzlaus (*Phthirus pubis*) vermehren kann, kommt der ***Kleiderlaus als Vektor die größte Bedeutung*** zu. Nur in der Kleiderlaus finden die Rickettsien das für eine intensive Vermehrung erforderliche Temperaturoptimum von 30–32 °C. ***Beim Saugakt an einem Wirt setzt die Laus rickettsienhaltigen Kot auf der Haut ab. Die Infektion erfolgt dann durch Einkratzen von Kot in kleinste Hautverletzungen.*** Auch kann der Erreger über die Schleimhäute oder durch Einatmen von kothaltigem Staub aufgenommen werden (Tab. 23).

Zu* Laborinfektionen *kam es mehrfach durch Einatmen von erregerhaltigem Aerosol bei Versuchen zur Herstellung von Fleckfieberimpfstoff aus Mäuselungen. Aufgrund dessen gilt *R. prowazekii* als für eine artifizielle Verbreitung gut geeignet.

Eine ***direkte Übertragung* von Mensch zu Mensch *tritt bei R. prowazekii nicht auf.*** Gleichwohl können infizierte Läuse von Patienten auf Angehörige und medizinisches Personal überwechseln und so die Erkrankung verbreiten. Weiterhin wurde über die Übertragung von *R. prowazekii* durch **Bluttransfusionen**, auch bereits in der Inkubationszeit, berichtet.

Eine besondere Rolle für das erneute Entstehen von Fleckfieberepidemien in scheinbar fleckfieberfreien Gebieten spielt die sog.* Brill-Zinssersche-Krankheit.** Es handelt sich um das ***Spätrezidiv einer persistierenden Fleckfieberinfektion, die durch Störung des Immunsystems Jahrzehnte nach der initialen Infektion reaktiviert werden kann. Da Läuse auch bei Patienten mit einer Brill-Zinsserschen-Krankheit Erreger aufnehmen können, kann eine massive Verschlechterung der Hygienebedingungen (z.B. in Flüchtlingslagern oder nach Katastrophenereignissen) Fleckfieberausbrüche zur Folge haben.

Tabelle 23: Übertragungswege von *R. prowazekii*

Prinzipieller Übertragungsweg	Details des Übertragungsweges	Natürliche Übertragung	Laborübertragung
Kontakt			
	Haut, Bindehaut	✓	✓
	Ingestion	knv	p
Aerogen			
	Aerosole	knv	✓
	Staub	✓	✓
Inokulation			
	Vektoren	✓	✓
	Verletzung	nb	✓
	Iatrogen	∅	✓

Tabelle 23: Übertragungswege von *R. prowazekii (Fortsetzung)*

Interindividueller Übertragungsweg	Art der Übertragung	Natürliches Vorkommen dieser Übertragung
Mensch zu Mensch		
	Kontakt	knv
	aerogen	knv
Tier zu Mensch		
	Kontakt	knv
	aerogen	knv

✓(kommt vor); knv (kommt nicht vor); nb (nicht bekannt); p (plausibel, aber bisher nicht beschrieben); ∅ (entfällt)

8.2 Krankheitsbild, Therapie und Prophylaxe

Wichtigste Infektionsquelle ist der Erkrankte im Stadium der Rickettsiämie. Diese tritt zwei Tage vor Erkrankungsbeginn auf und kann bis zwei Tage nach Entfieberung bestehen. Die Erkrankung selbst beginnt nach einer **Inkubationszeit** von 4–23 Tagen mit plötzlich einsetzenden Kopfschmerzen, Schüttelfrost, Fieber und Muskelschmerzen. ***In etwa 50% der Fälle entwickelt sich nach 4–6 Tagen ein makulöses* Exanthem*, das sich vom Oberkörper über die gesamte Haut, mit Ausnahme des Gesichts und der Hand- und Fußflächen, ausbreitet.*** Im weiteren Krankheitsverlauf wird das Exanthem zunehmend makulopapulös, in schweren Fällen auch hämorrhagisch. Splenomegalie, Hypotension, Übelkeit und Erbrechen sowie Verwirrtheitszustände sind weitere typische Symptome. ***Im Gegensatz zu den durch Zecken übertragenen Fleckfiebern tritt beim Epidemischen Fleckfieber keine spezifische Veränderung an der Eintrittsstelle (kleines nekrotisierendes Ulkus: Eschar, tache noir) auf.***

Die fieberhafte Krankheitsphase dauert i.d.R. zwei Wochen. Als ***Komplikationen, die alle eine vaskulitische Genese*** haben, treten in schweren Fällen auf: Enzephalitis, Lungenödem, „adult respiratory distress syndrome", Gerinnungsstörungen, gastrointestinale Blutungen, Hautnekrosen oder Gangrän, vor allem von Fingern, Zehen, Nase und Ohren. Nach Beginn einer adäquaten Antibiotikatherapie entfiebern die Patienten innerhalb weniger Tage. Unbehandelt hat das epidemische Fleckfieber bei Erwachsenen eine **Letalität von 10–15%** [194, 195]. Kinder und teilimmune Personen aus Endemiegebieten erkranken seltener und mit mildem Verlauf (Letalität ca. 1%).

Andere Infektionskrankheiten können unter einem dem Fleckfieber ähnlichen klinischen Bild verlaufen. Zu den wichtigsten **Differenzialdiagnosen** zählen Sepsis (insbesondere durch Meningokokken), Typhus, Masern, bakterielle Meningitiden, Syphilis im Stadium II, Leptospirose, Läuse-Rückfallfieber, Mononukleose und auch Röteln.

Die **Therapie** des Epidemischen Fleckfiebers e***rfolgt mit Doxycyclin*** in einer Dosierung von 2 × 100 mg/Tag p.o. (Kinder > 8 Jahre 2 mg/kg KG) für 7–10 Tage. Im Falle von Kontraindikationen gegen Doxycyclin kann auf Ciprofloxacin (2 × 750 mg) ausgewichen werden, für das mittlerweile ausreichende Erfahrungen in der Therapie von anderen Rickettsiosen bestehen [198, 199]. Bei Schwangeren und Kindern < 8 Jahre können bei leichten Verlaufsformen auch Makrolide (Clarithromycin, Azithromycin) verabreicht werden [200]. Allerdings liegen für diese Antibiotika bisher nur begrenzt Erfahrungen vor. Außerhalb von Schwangerschaft und Stillzeit ist weiterhin eine Behandlung mit Chloramphenicol möglich, wenn risikoärmere Antibiotika unwirksam oder kontraindiziert sind [198, 199].

Evidenzbasierte Empfehlungen und Kriterien für den Einsatz einer **Postexpositionsprophylaxe** sind nicht verfügbar. Je nach individueller Risikobewertung können aber alle zur Therapie genannten Tetrazykline, Gyrasehemmer und Makrolide auch zu diesem Zweck angezeigt sein.

Eine überstandene Infektion mit R. prowazekii hinterlässt eine bleibende **Immunität.** Zur Dauer der Schutzwirkung und einer möglichen Kreuzprotektion gegen andere Rickettsieninfektionen liegen keine verlässlichen Studien vor.

Aktuell gibt es keinen verfügbaren Impfstoff gegen das Epidemische Fleckfieber. Die beste Möglichkeit der Prävention ist die individuelle **Expositionsprophylaxe.** Dazu zählen die Verwendung von mit z.B. Permethrin imprägnierter Kleidung, das Auftragen von Repellents auf nicht bedeckte Hautstellen (z.B. DEET) und das Absuchen des gesamten Körpers (einschließlich der behaarten Stellen) nach Läusen. Schließlich sind ***Maßnahmen zur Läusebekämpfung*** bei Individuen oder Personengruppen und deren Umgebung durchzuführen.

8.3 Risikobewertung und Besonderheiten als BT-Agens

R. prowazekii ist in die **Risikogruppe 3** gemäß BioStoffV eingestuft. Beim Umgang mit diesem Erreger sind die entsprechenden Schutzmaßnahmen einzuhalten (s. Kap. A 3.1). Sofern sich im Rahmen der unter Bedingungen der Schutzstufe 2 durchgeführten Routinediagnostik ein Verdacht auf *R. prowazekii* ergibt, ist die Arbeit unter Bedingungen der Schutzstufe 3 fortzusetzen oder das Material an ein spezialisiertes Labor *weiterzuleiten.*

R. prowazekii wurde von den CDC als **biologischer Kampfstoff** der **Kategorie B** eingestuft. Aufgrund seiner besonderen Eigenschaften (hohe Pathogenität, Stabilisierbarkeit gegen Umwelteinflüsse) und seiner aerogenen Übertragbarkeit wurde *R. prowazekii* in der Vergangenheit in offensiven Biowaffenprogrammen untersucht. Während des Zweiten Weltkrieges wurde der Erreger durch japanische Militärforscher zur Ausbringung in infizierten Läusen vorbereitet und erfolgreich munitioniert. Mögliche Gefahren durch erbgutveränderte Rickettsien wurden in jüngster Zeit durch das Einfügen von Antibiotikaresistenzen in zuvor sensible Stämme von *R. prowazekii* verdeutlicht.

Meldepflicht

Gemäß § 7(1) IfSG ist der Nachweis von *R. prowazekii* **meldepflichtig**, soweit er auf eine akute Infektion eines Menschen hinweist. Darüber hinaus sind die Gesundheitsbehörden zur Meldung an die WHO gemäß § 12 (1) IfSG verpflichtet.

8.4 Probengewinnung und Transport

An **Patientenmaterial** ist bei Verdacht auf eine Infektion mit *R. prowazekii* EDTA- oder Citrat-Blut (für die Anzucht aus der Leukozytenschicht), Knochenmark und Gewebeproben (Exanthembioptate) geeignet.

Für die serologische Diagnostik ist Serum erforderlich. Venenblut ist bis zur vollständigen Gerinnung bei Raumtemperatur aufzubewahren. Zum Nachweis eines Titeranstieges sind zwei Serumproben im Abstand von 2–4 Wochen notwendig.

Der **Probentransport** ***sollte möglichst rasch erfolgen, wegen der Empfindlichkeit des Erregers außerhalb von Körperzellen am besten auf Trockeneis.*** Läuse können gefroren oder auch bei Raumtemperatur zur Untersuchung eingesandt werden.

Medizinisches Untersuchungsmaterial von Menschen und Tieren (Läusen) ist als „Biologischer Stoff, Kategorie B“ (UN 3373) zu transportieren (s. Kap. A 5.3).

Für angereicherte **Kulturen** und **Proben mit bioterroristischem Hintergrund** gilt die Kategorie A „Ansteckungsgefährlicher Stoff, gefährlich für Menschen“ (UN 2814). Diese Proben sollten dem untersuchenden Labor vorab angekündigt werden.

8.5 Labordiagnostik

8.5.1 Kultureller Nachweis

R. prowazekii kann nur in Speziallaboratorien in Zellkulturen (Verozellen) und in embryonierten Hühnereiern angezüchtet werden [201]. Das entsprechende Untersuchungsmaterial (Biopsien, Vollblut oder Serum, Läuse) muss innerhalb von 24 h verarbeitet werden. Selbst eine Lagerung bei –70 °C verschlechtert die Anzuchtrate.

Zur Spezies-Diagnostik nach erfolgreicher Anzucht kommen eine Reihe Gruppen- und Spezies-spezifischer Antikörperpräparationen in Frage [202]. Diese stehen i.d.R. ausschließlich in spezialisierten Laboratorien zur Verfügung. Auch die Identifizierung der Rickettsienspezies mit molekularbiologischen Verfahren ist möglich.

8.5.2 Nukleinsäurenachweis

Als schnelles Nachweisverfahren ist die PCR für Rickettsien ebenfalls nur in Spezialaboratorien etabliert. Diese kann aus Biopsien (Exanthembiopsie) und aus peripheren Monozyten durchgeführt werden [203]. Für den Nachweis von Rickettsien aus Blut mittels PCR muss daher EDTA- oder Citrat-Blut eingesandt werden. **Speziesspezifische PCR-Verfahren** stehen außer für *R. prowazekii* insbesondere auch für häufige andere Rickettsiosen (*R. conorii, R. rickettsii, R. typhi, O. tsutsugamushi, R. slovaca, R. helvetica*) zur Verfügung. Mehrere Genregionen haben sich als geeignet zur Differenzierung zwischen *R. prowazekii* und anderen *Rickettsia*-Spezies erwiesen: Das 16S rRNA-Gen [204, 205], das Citrat-Synthase-Gen [204, 206] und das OmpB-Gen [207]. Die Abgrenzung der einzelnen, genetisch nahen verwandten Rickettsien gelingt hierbei durch Sequenzanalyse der drei PCR-Produkte [192, 194, 204, 206, 208]. Kürzlich wurde eine spezifische **Echtzeit-PCR** für *R. prowazekii* beschrieben [209]. ***Bisher fehlen jedoch klinische Validierungsdaten***, sodass der Einsatz dieses Protokolls zunächst nur Speziallaboren vorbehalten bleiben sollte. Als weiteres Verfahren zur raschen Diagnostik und Spezies-Typisierung humanpathogener Rickettsien ***steht ein Chip-basierter Hybridisierungsassay zur Verfügung (Institut für Mikrobiologie der Bundeswehr, München)***.

8.5.3 Serologie

Serologische Untersuchungsverfahren sind die am einfachsten durchzuführenden Tests zur Diagnose einer Fleckfieberinfektion, da das Untersuchungsmaterial problemlos verschickt werden kann. ***Eine Diagnose durch Antikörpernachweis kann im Serum allerdings erst ab der zweiten Erkrankungswoche gestellt werden.*** Zu *Rickettsia typhi*, dem Erreger des murinen Fleckfiebers, besteht eine enge Antigenverwandtschaft mit ausgeprägter Kreuzreaktivität. Die **Immunfluoreszenz** hat aufgrund der hohen Sensitivität und Spezifität die lange gebräuchliche Weil-Felix-Reaktion (Kreuzreaktivität mit *Proteus vulgaris* OX-19) als ***Standardverfahren*** abgelöst [210]. ELISA-, KBR- und einfache Immunoblot-Testsysteme sind ebenfalls zum Nachweis von *R. prowazekii* verfügbar, reichen allerdings nicht an die Sensitivität und Spezifität der Immunfluoreszenz heran und sollten daher nicht mehr für die Diagnostik verwendet werden. Als empfindlichste und spezifischste Testsysteme für die serologische *R. prowazekii*-Diagnostik sind Western-Blots anzusehen [211].

8.5.4 Kritische Wertung

Von allen o.g. Verfahren zur Diagnostik von *R. prowazekii* (Übersicht in Tab. 24) ist ***lediglich der IgG- und IgM-Antikörpernachweis mittels Immunfluoreszenz von einem einzigen Hersteller (Focus Diagnostics Inc., Kalifornien, USA) zertifiziert.*** Weitere serologische Nachweissysteme anderer Hersteller sind bisher nicht ausreichend nach den Anforderungen der Richtlinie 98/79/EG und des Medizinproduktegesetzes validiert.

Von den beschriebenen PCR-Verfahren erfüllt keines (in der jeweils publizierten Form) ***die Voraussetzungen für einen Einsatz im Routinelabor.*** Für den Einsatz als In-house-Verfahren sind zusätzliche Negativ- und Positivkontrollen sowie Inhibitionskontrollen mitzuführen sowie Maßnahmen gegen Kontaminationen mit PCR-Produkten zu treffen.

Der kulturelle Nachweis von R. prowazekii erfordert spezielle Erfahrung und Sicherheitsausstattung. Als einziges Verfahren liefert er jedoch Material für weitere Untersuchungen (insbesondere die molekulare Charakterisierung) und ist damit gerade bei Verdacht auf eine bioterroristische Erregerausbringung das Verfahren der Wahl.

Spezialisierte Labore:
Institut für Mikrobiologie der Bundeswehr
Virologie und Rickettsiologie
Neuherbergstrasse 11
80937 München
www.rickettsia.de

Bernhard-Nocht-Institut für Tropenmedizin
Bernhard-Nocht-Str. 74
20359 Hamburg
www.bni-hamburg.de

Tabelle 24: Übersicht der Nachweisverfahren für *R. prowazekii*

Verfahren	Material	Vorteile	Nachteile	Bewertung
Weil-Felix-Reaktion	Serum	Kostengünstiges Testverfahren	Keine Reaktivität bei Brill-Zinsser-Krankheit; schlechte Sensitivität und Spezifität	Veraltete Methoden, die nicht mehr in der Diagnostik verwendet werden sollten
KBR	Serum	Gute Spezifität	Mangelnde Sensitivität in der frühen Krankheitsphase	
ELISA	Serum	Kommerziell verfügbar; breit etabliert; gute Spezifität und Sensitivität	Nur als gruppenspezifischer Test mit *R. typhi*-Antigen erhältlich	Als Screeningtest zur *R. prowazekii*-Diagnostik geeignet; Spezies-Identifikation notwendig
„Dot-blot"-Immunoassay	Serum	Kommerziell verfügbar; einfach durchführbar	Schlechte Sensitivität und Spezifität	Nur zur Schnelldiagnose in Hochendemiegebieten empfohlen

Tabelle 24: Übersicht der Nachweisverfahren für *R. prowazekii (Fortsetzung)*

Verfahren	Material	Vorteile	Nachteile	Bewertung
„Line assay" Immunoblot	Serum	Gute Spezifität und Sensitivität; Paralleltestung mehrerer Antigene	Keine Titerbestimmung möglich	Für die *R. prowazekii*-Diagnostik nur als Screeningverfahren empfohlen
Indirekte Immunfluoreszenz (IFT)	Serum	Kommerziell verfügbar; breit etabliert; gute Spezifität und Sensitivität	Immunfluoreszenzmikroskop notwendig	Methode der Wahl für die serologische Akut- und Spätdiagnostik; zzt. einziges Verfahren mit einem kommerziell verfügbarem CE-markierten Testkit
Western-Blot	Serum	Beste Spezifität und Sensitivität; frühester Antikörpernachweis	Zeitaufwendiges Verfahren	Methode der Wahl zur serologischen Bestätigungsdiagnostik
PCR	Bioptate, Serum, Plasma, EDTA-Blut, Citrat-Blut, Läuse	Breit etablierbar, Ergebnisse bereits 24 h nach Probennahme, positiv auch noch nach AB-Therapie	Molekularbiologische Erfahrung notwendig; Mitführen von Inhibitions- und Kontaminationskontrollen erforderlich	Methode der Wahl zur Frühdiagnostik, jedoch kein validiertes kommerzielles Testsystem verfügbar; nur als In-house-Methode in Speziallaboren etabliert
Anzucht in Zellkultur oder Brutei	Bioptate, Serum, Plasma, EDTA-Blut, Citrat-Blut, Heparin-Blut, Läuse	Eindeutige Erregeridentifizierung innerhalb 1 Woche; positiv noch vor Serokonversion	Erfordert L3-Labor; negativ nach Antibiotikatherapie; evtl. nicht auswertbar bei mikrobieller Kontamination	Verfahren in Speziallaboren

9 Yersinia pestis (Pest)

Heinrich Neubauer, Alexander Rakin, Herbert Tomaso

9.1 Eigenschaften des Erregers

Yersinia pestis (früher *Pasteurella pestis*) gehört zum Genus *Yersinia* aus der Familie der *Enterobacteriaceae*, wächst aerob, ist unbeweglich und bildet keine Sporen. Die Pathogenität des Pesterregers für den Menschen, die natürlichen Reservoire Wildnager und Ratte sowie für den Hauptvektor Floh, beruht auf chromosomal und auf Plasmiden kodierten Virulenzfaktoren. Virulente *Y. pestis*-Stämme haben i.d.R. **drei Plasmide** [212].

Das 70–75 kb große **Virulenzplasmid** kommt bei allen pathogenen Yersinien *(Y. pseudotuberculosis, Y. enterocolitica, Y. pestis)* vor und trägt u.a. die Information für „*Yersinia* outer proteins". Diese Proteine bilden einen Sekretionsapparat des Typs III und modulieren unspezifische Abwehrmechanismen des infizierten Organismus. Das **9,5-kb-Plasmid** kodiert für einen Plasminogenaktivator, der bei 37 °C Inkubationstemperatur fibrinolytische und bei 25 °C Koagulase-Eigenschaften hat. Diese Protease scheint für das Eindringen in die Haut und die Verbreitung von *Y. pestis* im Körper bei der Infektion durch Flohstiche wichtig zu sein. Die subkutane Injektion von für das 9,5-kb-Plasmid defizienten *Y. pestis*-Stämmen löst bei Mäusen keine Infektion aus. Das **110-kb-Plasmid** trägt die Gene für die Bildung des Fraktion-1-Kapsel-Antigens **(F1-Antigen)**. Dieses Glykoprotein wird bei Temperaturen über 33 °C exprimiert und ist stark immunogen. Ebenso kodiert dieses Plasmid das „*Yersinia* murine toxin". Diese Phospholipase (61 kDa) scheint für das Überleben von *Y. pestis* im Floh und somit für die Vektor-übertragene Infektion wesentlich zu sein.

Die **Tenazität** ***des Erregers ist hoch. In Flöhen kann Y. pestis bis zu sieben Monate und im Erdboden (Nagerhöhlen) wahrscheinlich bis zu einem Jahr überleben. In Wasser, feuchten Lebensmitteln und Getreide bleibt der Erreger über Wochen lebensfähig. In Leichen und Rattenkadavern kann Y. pestis bei niedrigen Temperaturen ebenfalls Monate überleben.*** Aus Herz, Lunge und Milz von Leichen kann man deshalb regelmäßig *Y. pestis* nachweisen. Sonnenlicht, Wärme, Wechsel von Feuchtigkeit und Austrocknung schädigen die Pesterreger [213]. *Y. pestis* wird ***durch Sonnenlicht in 4 h oder bei 56 °C in 15 min inaktiviert***. Die vom Robert-Koch-Institut empfohlenen üblichen **Desinfektionsmittel** mit dem Wirkbereich A sind anwendbar, ***besondere Desinfektionsmittelresistenzen sind nicht bekannt.*** Es werden keine Sporen gebildet.

Epidemiologie und Übertragungswege

Y. pestis ist gegenwärtig in Naturherden Afrikas (Tansania, Kongo, Madagaskar, Uganda), ***Asiens*** (Kasachstan, Vietnam, Myanmar, Indien, China) ***und Amerikas*** (Peru, Brasilien, Bolivien, USA) ***enzootisch und auch endemisch verbreitet.*** Man unterscheidet einen **silvatischen Wildnagerzyklus** über Nagerflöhe (z. B. *Xenopsylla brasiliensis, X. astia, X. vexabilis, Pulex irritans, Nosopsyllus fasciatus, Malaraeus telchinum, Stivalius cognatus*) und einen **sinanthropen Rattenzyklus** mit dem Rattenfloh *(X. cheopis)* als Vektor.

Y. pestis kann, durch Vektoren oder Fraß von infizierten Tieren und Kadavern, von Tieren eines wenig empfänglichen, meist enzootischen Nagetier-Reservoirs mit niedriger Morbidität und Letalität (z. B. Erdhörnchen, Murmeltiere) auf Tiere eines hoch empfänglichen, epizootischen Reservoirs mit hoher Morbidität und Letalität übertragen werden. ***Die Tiere des natürlichen enzootischen Reservoirs haben kaum Kontakt zum Menschen, im Gegensatz dazu leben die epizootischen Wirte Rattus rattus und Rattus norvegicus in seiner unmittelbaren Umgebung.*** Durch Naturkatastrophen (z. B. Erdbeben) oder kriegerische Auseinandersetzungen kann sich die enzootische Nagetierpopulation vermehren oder neue Gebiete besiedeln und dann zur Ausbreitung der Erreger auf das epizootische Reservoir führen. Diese Tiere sterben schnell (sog. „rat falls“) und ***die hungrigen Flöhe weichen auf den Fehlwirt Mensch aus, bei dem es dann zeitverzögert zu Pestfällen kommt.***

Der Hauptvektor für die **Übertragung auf den Menschen** ***ist der*** **Rattenfloh** *(Xenopsylla cheopis)*, selten gibt es auch Übertragungen durch Menschen-, Hunde-, Katzen- und Hühnerflöhe. Durch die starke Vermehrung von *Y. pestis* und die Wirkung der temperaturabhängigen Koagulase des Erregers kommt es zum Verschluss des Proventriculus des Rattenflohs. Der Saugakt am Menschen führt daher nicht zur Sättigung, sondern verursacht eine Regurgitation erregerhaltigen Sekrets in die Wunde. So werden weitere Saugversuche provoziert. Auch der Kot des Flohs ist infektiös und kann durch Kratzen aufgrund von Juckreiz nach dem Flohstich in die Wunde eingerieben werden. Auch Pestfälle durch **Hautkontakt** mit an Pest erkrankten Kamelen wurden aus der Region Astrachan in Russland und aus Libyen bekannt [214]. Der Genuss von roher, **infizierter Kamelleber und Ziegenfleisch** führte in einigen Fällen zu Infektionen. Infizierte Hauskatzen können durch **Kratzen oder Beißen** bzw. Verbreiten **infektiöser Aerosole** ebenfalls die Pest auf Menschen übertragen wie dies in den USA regelmäßig dokumentiert wird [215]. ***Von Mensch zu Mensch besteht ein Übertragungsrisiko durch*** **Tröpfcheninfektion** bei engem Kontakt mit Patienten mit Pestpneumonie. Unbehandelte Rekonvaleszenten können über Wochen *Y. pestis* im Sputum aushusten und Sekundärfälle verursachen [216]. Die infektiöse ***Dosis von Y. pestis ist gering*** (etwa 100 Bakterien).

Tabelle 25: Übertragungswege von *Yersinia pestis*

Prinzipieller Übertragungsweg	Details des Übertragungsweges	Natürliche Übertragung	Laborübertragung
Kontakt			
	Haut, Bindehaut	✓	p
	Ingestion	✓	p
Aerogen			
	Aerosole	✓	✓
	Staub	✓	p
Inokulation			
	Vektoren	✓	knv
	Verletzung	p	✓
	Iatrogen	∅	p

Interindividueller Übertragungsweg	Art der Übertragung	Natürliches Vorkommen dieser Übertragung
Mensch zu Mensch		
	Kontakt	✓
	aerogen	✓
Tier zu Mensch		
	Kontakt	✓
	aerogen	✓

✓(kommt vor); knv (kommt nicht vor); p (plausibel, aber bisher nicht beschrieben); ∅ (entfällt)

9.2 Krankheitsbild, Therapie und Prophylaxe

Die Pest ist eine durch *Y. pestis* verursachte **Zoonose.** Sie ***ist mit jährlich 1000–3000 gemeldeten Fällen (WHO) relativ selten***. Die Letalität kann insbesondere bei der Lungenpest sehr hoch sein. In der Vergangenheit haben Pestepidemien Millionen Menschenleben gefordert.

a) Bubonenpest

Die häufigste Verlaufsform (über 90% der Fälle) ist die durch Flöhe übertragene Bubonenpest. Die Inkubationszeit beträgt 2–7 Tage. Beginnend mit Kopfschmerzen und hohem Fieber kommt es zu massiver, schmerzhafter Vergrößerung der regionären Lymphknoten, außerdem zu Petechien, Ekchymosen und Hämorrhagien. Dabei sind eine oder mehrere druckschmerzhafte, bis zu taubeneigroße Bubonen tastbar, die unbehandelt zur Einschmelzung und Ulzeration neigen. ***Eine Bakteriämie ist in etwa 80% der Beulenpestfälle durch positive Blutkulturen nachweisbar.*** Schwere Krankheitsverläufe können verhindert werden, wenn die Infektion rechtzeitig erkannt und mit geeigneten Antibiotika behandelt wird. Dieses Krankheitsbild wäre bei einem terroristischen **Anschlag mit infizierten Vektoren** zu erwarten. Bei septischer Streuung in die Lunge entsteht eine sekundäre Pestpneumonie.

b) Pestpneumonie

Die primäre Pestpneumonie tritt innerhalb von 1–3 Tagen nach Inhalation von Bakterien akut und fulminant ein. Klinisch finden sich Abgeschlagenheit, hohes Fieber, Schüttelfrost, Kopf- und Muskelschmerzen und Husten. ***Das Sputum ist bei der Lungenpest meist blutig und hoch infektiös.*** Im Thorax-Röntgenbild sind fleckige oder homogene Verschattungen im Sinne einer Bronchopneumonie sichtbar. Im weiteren Verlauf kommt es rasch zu Dyspnoe, Stridor, Zyanose und hochgradiger Erregung, wobei der Tod aufgrund eines akuten respiratorischen Versagens, Kreislaufkollaps und hämorrhagischer Diathese eintritt. Diese Krankheitsbilder sind bei einem terroristischen Anschlag mittels Stäuben oder Aerosolen aber auch nach Pflege von (artifiziell) infizierten Haustieren wie z.B. Katzen zu erwarten.

c) Pestsepsis

Sowohl als Komplikation der Bubonenpest als auch der Pestpneumonie kommt es häufig zur Pestsepsis. Allerdings kann es auch ohne sichtbare Bubonen allein auf der Basis einer Lymphadenitis zur sog. primären Pestsepsis kommen. Die Pestsepsis ist durch eine extrem hohe Bakteriämie gekennzeichnet. ***Damit ist die septisch verlaufende Pest die einzige bakteriell bedingte Sepsis des Erwachsenen, bei der zumindest bei moribunden Patienten regelhaft Bakterien im direkten Blutausstrich mikroskopisch nachgewiesen werden können.*** Aufgrund der hohen Bakteriendichte und der von *Yersinia pestis* gebildeten Virulenzfaktoren ist die ***Sepsis-begleitende Gerinnungsstörung besonders ausgeprägt.*** Die zahlreichen und großen Fibrinthromben können zu einer Verlegung der peripheren arteriellen Gefäße führen, was wiederum eine Nekrose der Akren zur Folge hat („schwarzer Tod").

d) Seltene Verlaufsformen

Seltene Formen sind pharyngeale Infektionen durch Inhalation oder Ingestion, gastrointestinale Infektionen, Pestmeningitis, eine Sepsis ohne regionäre Lymphknotenbeteiligung und eine primär kutane Form mit ulzerierenden Pusteln oder Karbunkeln. Auch asymptomatische Fälle und leichtere, selbstlimitierende Verläufe („Pestis minor") wurden beschrieben.

Die **Laborbefunde** zeigen bei Pest eine Leukozytose (12.000–22.000 Leukozyten/ml) und Hinweise auf eine disseminierte intravasale Gerinnung. Die Leberwerte sind meist erhöht [217].

Für die **Therapie** werden folgende Antibiotika empfohlen: ***Gentamicin oder Streptomycin, Doxycyclin, Ciprofloxacin, Chloramphenicol (bei Pestmeningitis). Nach Antibiotikatherapie über 72 h gilt das Sputum als nicht mehr infektiös.***

Beginnt die Therapie bei Lungenpest oder der septischen Form erst mehr als 24 h nach Auftreten der Symptome, sind die Überlebenschancen des Patienten gering. Trotz Therapie liegt die **Letalität** von Pest bei natürlichen Ausbrüchen insgesamt bei etwa 10%. Die unbehandelten Fälle der Bubonenpest weisen eine Letalität von 50–60% auf, bei der Lungenpest und der Pestsepsis beträgt die Letalität nahezu 100%.

Peststämme mit Plasmid-kodierten Resistenzen gegen Fluoroquinolone, Tetrazyklin und Streptomycin wurden in Vietnam und auf Madagaskar aus Patienten isoliert [218–220]. Gegen Imipenem waren in einer Studie mit 92 Isolaten ca. 20% der Stämme in vitro resistent [221]. *Y. pestis* kann *in vitro* gegen Penizillin empfindlich sein, zur Therapie ist Penizillin jedoch nicht geeignet.

Eine **Postexpositionsprophylaxe** ***kann mit Doxycyclin oder Ciprofloxacin erfolgen.***

An neuen **Impfstoffen** wird intensiv geforscht, da bisher nur relativ komplikationsreiche Impfstoffe existierten, die auch nur schwer verfügbar sind und nicht generell empfohlen werden können [222].

9.3 Risikobewertung und Besonderheiten als BT-Agens

Y. pestis ist in die **Risikogruppe 3** gemäß BioStoffV eingestuft (s. Kap. A 3.1). Sofern sich im Rahmen der unter Bedingungen der Schutzstufe 2 durchgeführten Routinediagnostik ein Verdacht auf *Y. pestis* ergibt, ist die Arbeit unter Bedingungen der Schutzstufe 3 fortzusetzen oder das Material an ein spezialisiertes Labor weiterzuleiten.

Pestleichen sind als hochinfektiös zu betrachten. Sektionen und Probenentnahmen sollen daher nur entsprechend erfahrene Pathologen unter geeigneten Bedingungen vornehmen.

Das behandelnde **Klinikpersonal** ***ist einem Infektionsrisiko durch Tröpfchen und Verletzungen mit kontaminiertem Material ausgesetzt. Daher ist persönliche Schutzausrüstung zu tragen*** (zwei Paar Handschuhe, OP-Mantel, Atemschutzmasken der Schutzstufe FFP3 SL, Schutzbrillen) und mit scharfen oder spitzen kontaminierten Gegenständen besonders vorsichtig umzugehen. Soweit möglich, sollten Pestpatienten in Hochsicherheitsisoliereinheiten untergebracht und behandelt werden.

Insbesondere bei Index-Patienten ist der Weg der Proben zur Beweissicherung für forensische Zwecke zu dokumentieren.

Y. pestis wird von den CDC in die Kategorie der gefährlichsten potenziellen biologischen Agenzien eingestuft.

Meldepflicht

Gemäß §§ 6,7 IfSG sind beim Menschen Krankheitsverdacht, Erkrankung und Tod sowie der Nachweis von *Y. pestis* **meldepflichtig.** Darüber hinaus sind die Gesundheitsbehörden zur Meldung an die WHO gemäß § 12 (1) IfSG verpflichtet. Beim Nachweis der Erreger aus Tieren besteht keine Anzeige- oder Meldepflicht.

9.4 Probengewinnung und Transport

An **Patientenmaterial** werden bei klinischem Verdacht auf Pest von Menschen (und ggf. Tier), je nach Eintrittspforte der Erreger bzw. Lokalisation, verschiedene biologische Materialien untersucht. Geeignetes Patientenmaterial, Transportanforderungen und in Frage kommende Untersuchungsmethoden sind in Tabelle 26 aufgeführt. Bei Bubonenpest kann der Erreger am ehesten aus Lymphknotenaspirat nachgewiesen werden.

Tabelle 26: Probennahme und Untersuchungsmethoden

Material	Menge und Gefäß	Geeignete Untersuchungen
Abstriche (Schleimhaut, Haut)	Steriler Tupfer in 1 ml physiolog. Kochsalzlösung, steriles Röhrchen	AG, PCR, Kultur
Biopsiematerial	In 1 ml physiolog. Kochsalzlösung, steriles Röhrchen	AG, PCR, Kultur
Blut	10 ml Nativblut beimpfte Blutkulturflaschen	AG, PCR, Kultur
Bronchiallavage	2–10 ml, steriles Röhrchen	AG, PCR, Kultur
Liquor	Mindestens 1 ml, steriles Röhrchen	PCR
Lymphknotenaspirat	Mindestens 1 ml, steriles Röhrchen	PCR, Kultur
Serum	10 ml, Serumröhrchen	Sero, PCR

AG = F1-Antigennachweis; Sero = serologische Untersuchung; PCR = Polymerase-Kettenreaktion; Kultur = kulturelle Anzucht

Als **Umweltproben** können Abstrichmaterial von Gegenständen, Tierkadavern etc. auf *Y. pestis* untersucht werden. Nach Ausbringung des Erregers als Aerosol durch einen Aggressor würden die Keime u.U. relativ rasch durch natürliches UV-Licht und Austrocknung abgetötet. PCR und immunologische Nachweisverfahren können aber dennoch positive Ergebnisse zeigen.

Der **Probentransport** ***sollte möglichst rasch und gekühlt (nicht gefroren) erfolgen.*** Bei Pestverdacht sollten die Proben dem Labor vorab angekündigt werden.

Medizinisches Untersuchungsmaterial von Menschen und Tieren ist als „Biologische Probe, Kategorie B“ (UN 3373), zu transportieren (s. Kap. A 5.3) Gleiches gilt für natürliche Umweltproben wie Boden und Wasser.

Für angereicherte **Kulturen** und **Proben mit bioterroristischem Hintergrund** sowie bei **Verdacht auf eine hohe Erregerkonzentration** gilt die Kategorie A „Ansteckungsgefährlicher Stoff, gefährlich für Menschen“ (UN 2814).

9.5 Labordiagnostik

9.5.1 Mikroskopischer Nachweis

Im **lichtmikroskopischen** Präparat (Bubo-Sekret, Lymphknotenbiopsie-Abklatschpräparat, peripherer Blutausstrich, positive Blutkultur etc.) erscheint ***Y. pestis* *als kurzes, gramnegatives Stäbchen.*** Bei den Färbungen nach Giemsa, Wayson oder mit Methylenblau kann man eine typische (aber nicht pathognomonische) bipolare Färbung erkennen. Die **Immunfluoreszenzfärbung** mit spezifischen Antikörpern gegen das F1-Antigen kann an hitzefixierten Abstrichen durchgeführt werden und ermöglicht eine rasche vorläufige Diagnose.

9.5.2 Kultureller Nachweis

Zur Sicherung der Diagnose, für das Antibiogramm sowie zur Untersuchung der Pathogenität und molekularen Epidemiologie ist die kulturelle Anzucht unabdingbar. Die Anzucht soll auf Blut-, MacConkey- und Yersinia-CIN-Agar bei 28 und 37 °C aerob erfolgen. Das Wachstumsoptimum von Y. pestis liegt bei 28 °C. Bei Körpertemperatur (> 35 °C) wird das spezifische F1-Antigen gebildet, auf dessen Nachweis derzeit die meisten immunologischen Verfahren beruhen. Ein flüssiges Anreicherungsmedium (z.B. BHI) sollte zur Untersuchung von Bubonenaspirat und Liquor beimpft werden.

Auf Blutagar sieht man ***nach 24 h Bebrütung kleine, durchscheinende Kolonien, die später grauweiß bis leicht gelblich werden und keinen Hämolysehof bilden***. Das Wachstum auf MacConkey-Agar ist schlecht mit winzigen, Laktose-negativen Kolonien, die nach 2–3 Tagen (wahrscheinlich durch Autolyse) verschwinden. Die Zusätze im *Yersinia*-CIN-Agar können die Begleitflora bei kontaminierten Proben unterdrücken, beeinträchtigen aber z.T. auch das Wachstum von *Y. pestis*. *Y. pestis* ist Katalase-positiv und Oxidase-negativ. Die **biochemische Identifizierung** (Tab. 27) kann mit kommerziellen Systemen (z.B. API® 20E, bioMérieux) versucht werden, führt aber nicht immer zu eindeutigen Ergebnissen.

Tabelle 27: Biochemische Differenzierung von Yersinien

Spezies	MEL	RHA	ODC	GLC	URE	LAC	GLU	ARA	ESC	ONPX	TRE	XYL	ONPG	SAL	AMY	BUT	CEL	INO	CIT	IND	LAC	MAL	VP	RAF	SRB	SOR	SUC	YGTA	PYR	PROL
enterocolitica biovar 1A	4	8	99	99	99	6	99	99	99	1	99	98	99	99	1	4	99	56	4	98	71	4	21	8	99	98	99	99	99	71
enterocolitica biovar 1B	1	1	92	99	99	8	99	99	1	1	99	92	77	8	15	1	99	92	1	99	62	38	46	1	92	99	99	85	99	15
enterocolitica biovar 2	1	1	86	99	99	1	99	99	1	1	99	99	86	1	1	1	99	86	1	99	43	29	1	1	99	99	99	43	99	14
enterocolitica biovar 3	1	1	99	99	99	1	99	99	1	1	99	75	99	13	13	1	99	75	13	1	25	50	1	1	99	75	99	50	99	63
enterocolitica biovar 4	10	1	90	99	99	1	99	99	1	1	90	10	80	1	1	10	70	20	10	1	1	10	20	1	99	99	99	10	70	1
enterocolitica biovar 5	1	1	1	99	99	1	99	43	1	1	1	29	57	1	1	1	86	43	1	1	14	43	1	1	57	29	43	29	99	29
frederiksenii	8	92	99	99	99	8	99	99	99	58	99	99	92	99	25	1	99	83	67	99	42	1	17	1	99	92	99	92	92	83
kristensenii	18	18	82	45	99	27	99	82	1	1	99	82	91	1	1	1	82	55	1	45	73	1	9	1	73	82	1	73	82	82
aldovae	99	99	99	67	99	1	99	99	1	1	99	99	1	1	1	1	99	67	33	1	99	1	67	1	1	99	33	99	99	99
intermedia	89	58	95	84	99	42	99	99	99	1	99	99	99	99	5	11	99	89	89	95	37	21	28	84	99	99	99	99	99	99
molaretii	25	1	88	75	99	1	99	99	25	1	99	75	99	38	1	1	75	38	25	1	1	1	13	1	99	99	99	38	88	88
bercovieri	1	1	99	82	99	9	99	99	18	1	99	99	73	18	9	1	99	1	1	1	27	1	1	1	1	99	99	73	99	99
rohdei	67	11	78	78	99	1	99	99	11	11	99	78	99	11	1	1	78	22	78	1	1	1	11	78	11	99	99	78	78	67
rukkeri	1	1	99	99	1	5	99	1	1	1	99	1	99	1	1	1	1	1	1	1	1	1	1	1	1	1	1	1	99	99
pseudotuberculosis	97	99	1	89	99	1	99	81	94	1	94	94	75	11	1	1	1	1	1	3	1	1	1	3	1	3	1	64	99	92
pestis	1	1	1	1	1	1	99	38	99	1	88	10	1	1	1	1	1	1	5	1	1	5	18	1	1	1	1	1	1	73

Melibiosefermentation (MEL), Glycerinfermentation (GLC), Glucosefermentation (GLU), Trehalosefermentation (TRE), Salicinfermentation (SAL), Amygdalinfermentation (AMY), Cellobiosefermentation (CEL), Raffinosefermentation (RAF), Sorbitol fermentation (SOR), γ-Glutamyl-β-naphthylamid (γ-GTA), Rhamnosefermentation (RHA), Urease (URE), l-Arabinosefermentation (ARA), d-Xylosefermentation (XYL), Inositolfermentation (INO), Lactosefermentation (LAC), Sorbosefermentation (SRB), Saccharose(Sucrose)fermentation (SUC), L-Pyroglutaminsäure-β-naphthylamid (PYR), Arginindihydrolase (ADH), Lysindecarboxylase (LDC), Esculin (ESC), 5-Bromo-4-Chloro-3-Indolyl Butyrat (BUT), Citrat (CIT), Malonat (MAL), L-Prolin-β-naphthylamid (PROL), Ornithindecarboxylase (ODC), p-Nitrophenyl-β-D-Xylopyranosid (PNPX), p-Nitrophenyl-β-D-Galactopyranosid (PNPG), Indol (IND), Voges Proskauer Medium (VP).

Antibiotika-Resistenztestung

Die Antibiotika-Resistenztestung mittels Agardiffusionstest nach DIN 58940 wird auf Müller-Hinton-Agar mit zumindest folgenden Antibiotika durchgeführt: Streptomycin, Tetrazyklin, Doxycyclin, Ciprofloxacin, Gentamicin, Chloramphenicol und Trimethoprim/Sulfamethoxazol. Die Bebrütung erfolgt auf Müller-Hinton-Agar aerob bei 37 °C für 24 h. Die Etests® (AB BIODISK, Schweden) oder die Mikrodilutionsmethode zur Bestimmung der MHK [221] liefern direkt in die Therapie umsetzbare Messwerte.

9.5.3 Antigennachweis

Das wichtigste, derzeit für die Diagnostik relevante Antigen ist das F1-Kapselantigen. Zahlreiche immunologische Verfahren, vom Streifentest über ELISA bis zur Zytofluorometrie, wurden für den Nachweis dieses Antigens entwickelt. Schnelltests haben sich auch unter Feldbedingungen als zuverlässig erwiesen. Der F1-Antigennachweis kann schon früh im Krankheitsverlauf gelingen. ***Derzeit gibt es jedoch keinen kommerziell verfügbaren Test zum Nachweis von F1-Antigen für diagnostische Zwecke.***

9.5.4 Nukleinsäurenachweis

Zahlreiche konventionelle und Echtzeit-PCRs wurden für den spezifischen Nachweis von Y. pestis publiziert, sind jedoch weiterhin nur Speziallaboratorien vorbehalten. Die PCR-Zielgene auf Plasmiden können jedoch fehlen, wobei der Erreger trotzdem, z. B. nach Inhalation, hochpathogen ist. Deshalb sollte immer auch ein chromosomales Zielgen in die Diagnostik inkludiert werden. Eine Bestätigung der Diagnose sollte mit mindestens einer weiteren PCR erfolgen. Konventionelle PCRs für mehrere Zielgene stehen zur Verfügung [223]. In Ringversuchen haben sich auch ein PCR-System mit Hybridisierungssonden und ein 5'-Nuklease-Test bewährt [224, 225]. Die **Genotypisierung** basiert auf der Analyse von synonymen SNPs, Unterschieden in der Zahl von Tandem-Repeats verschiedener Genloci, Sequenzierung oder DNA-Arrays. Sie ermöglicht nicht nur Erkenntnisse zur Phylogenie von *Y. pestis*, sondern ist auch von praktischer Relevanz für Ausbruchsuntersuchungen [226].

9.5.5 Serologie

Der Nachweis spezifischer Antikörper gegen Y. pestis ist meist erst in einer späteren Phase der Erkrankung möglich und daher ***für die Akutdiagnostik von geringer Relevanz.***

9.5.6 Kritische Wertung

Der kulturelle Nachweis von Y. pestis ist relativ unkompliziert und liefert Material für weitere, dringend notwendige Untersuchungen (Resistenztest, Molekularepidemiologie). Damit ist dies das Verfahren der Wahl.

Nicht zuletzt wegen der Gefährlichkeit von Y. pestis und den möglicherweise erforderlichen interventionsepidemiologischen Maßnahmen muss die Diagnose immer in mindestens einem Speziallabor bestätigt werden. Vor dem Hintergrund eines möglichen bioterroristischen oder kriminellen Einsatzes von *Y. pestis* sind molekularepidemiologische Untersuchungen mit geeigneten Typisierungsverfahren durchzuführen.

Konsiliarlaboratorium für *Y. pestis:*
Max von Pettenkofer-Institut für Hygiene und Medizinische Mikrobiologie
der LMU München
Pettenkoferstr. 9a
80336 München
www.mvp.uni-muenchen.de